飢餓陣営せれくしょん 1

【特集1】木村敏と中井久夫
【特集2】発達障害と刑事事件

木村敏と
中井久夫

Kimura Bin　*Nakai Hisao*

飢餓陣営・佐藤幹夫 編

言視舎

飢餓陣営せれくしょん1　木村敏と中井久夫　CONTENTS

【特集1】木村敏と中井久夫

【特集2】 発達障害と刑事事件

特集▶1

木村敏と中井久夫

I　木村敏の哲学と臨床

〔討議〕木村敏『臨床哲学の知』を読む（語り下ろし）

（人間と発達を考える会）

西研・滝川一廣・小林隆児・栗田篤志・愛甲修子・佐川眞太郎・大澤功・齋藤敏郁・内海新祐・松永徹・阿久津斎木・佐藤幹夫（司会）――発言順

佐藤幹夫（司会）　今日は木村敏先生の『臨床哲学の知』を取り上げげて、皆さんで論議してみたいと思います。現象学の思考がふんだんに援用され、難解さでひときわ知られる木村先生の著書ですが、インタビューという性格もあって、この本は平易に書かれています。幸い西研さんがレポートをしてくれることでもあり、どう読まれ、どういう議論になるのか、すごく楽しみです。ではお願いします。

「述語的自己」について

西研　この本には「主語的自己」と「述語的自己」という言葉が出てきますが、これをどう理解するかということが一つのポイントになってきます。さらに、この二つの言葉と内容的につながってきそうな言葉として、「ビオス」と「ゾーエー」というものも出てきます。これらをぼくなりにどう捉えたか、ということを少しお話ししてみます。木村さんはこう言っているけれど、このことはこう考えたほうがいいのではないか、という話も加わるかもしれません。

そして、これらの言葉によって、統合失調症や離人症といった病気はどのように理解されることになるか。これがまた大きなポイントになると思います。たとえば統合失調症は、

「個別化の原理」の危機とか個別化の失調といわれます。――ちなみに、「個別化の原理」というのは哲学の言葉で「個体化の原理」とも訳されますが、個物をまさしくその個物として限定する原理は何か、というような議論がアリストテレス以来、中世のスコラ哲学のなかでありました。木村さんは、「個別的なこの自分」として自分を保つということができにくくなっている、というくらいの意味で言っていると思います。

つまり木村理論では病はどう理解されているか。またそこから、どういう治療論やどういう実践の方向が見えてくるのか。そういったことがこの場で話しあうなかではっきりしてくるといいなあと思います。

では、まず「主語的自己」と「述語的自己」ですが、これも明確に定義がなされているわけではありません。読んでみて一応わかるのは、主語的自己は「固定的である」「同一性である」「リアリティである」と言われ、それに対して、述語的自己は「アクチュアリティ」を伴った「活動的な自己」であって、それは「疲れている」「医者である」というような述語として表現されるものだ、と言われています。これをどう受け取るかです。

この「述語的」ということがしばしば「場所」に置き換えられていることがヒントになりそうです。つまり、述語的自己とは、いろいろなことが起こっている場所として「私」を見る、ということなのでしょう。フッサール現象学には〈超越論的主観性〉とか〈純粋自我〉といういささか大げさな言葉がありますし、弟子のハイデガーには〈世界=内=存在〉という言葉がありますが、これらは皆、木村さんが言う「場所的=述語的な自己」と同じものだと考えていいと思います。要するに、頭で思いこんでいる「私」――私はかくかくしかじかの人間だとか――ということではなくて、それよりも大きい私ですね。さまざまなものが見えたり聞こえたり肌に感じられたりするし、質感や気分も伴っている。そのように、さまざまなことが生起している場所として「自分」というものを見よう。それが「述語的自己」ということだと思います。そこには、自覚的な意識の働きだけでなく、ぼんやりわかっている、とか、なんとなく感じられていることも含まれてきます。

では、どうして「述語」的自己と呼ぶのか、ということになりますが、そうした場所としての私のなかで、例えば「音楽に引きつけられてうっとりしている」という心身の動きが起こってくる。そうした動きは、文章にすると「述語」としてしか表現されません。文章にすると、「私は～している」

という形にならざるを得ない。しかしそのとき、「固定的な・主語的な私があらかじめ存在していて、それが〜という行為をする」というのは、私たちの生の実質にそぐわない。むしろ、動きのある、述語で言いあらわされる生起する事柄たちこそが「自己」の本体である。――おそらく木村さんはそのように考えておられるのでしょう。

この述語的・場所的な自己は、いつも動いていて生々しい。この生々しさのことを木村さんは「アクチュアリティ」と言っています。この生々しさのなかには、おそらくは情動的なものが含まれている。頭で考えているよりも、場の雰囲気のなかで気持がくっついたり離れたりしている。まさしく情動や雰囲気の世界であるわけです。

そして、重要な指摘ですが、この「述語的自己」は、「「われわれ」という一人称複数」である、と木村さんは言っています。つまり、述語的＝場所的自己には「われわれ性」がある、ということです。場所としての私の世界は、さまざまな他者たちと情動も含めて呼応しあっている。他者たちと共有されているアクチュアリティがそこにはある。「「私」は、一人称複数で共有されたアクチュアリティから、そのつど、自分自身のアクチュアリティを主語として切り取ってきます」（『臨床哲学の知』p.125）と言われています。

つまり、場所的な自己とは、他者たちと共有された世界で他者たちと情動が通い合ったりしている。そうした情動的でアクチュアルな「われわれ」的場面から、この個別的な「私」が析出されてくる。そういう捉え方をしているようです。

和辻哲郎は「人間は共同的であり、かつ個人的であるという二重の存在性格をもつ」と言いますが（『人間の学としての倫理学』）、それに似て、木村さんは、共同的・情動的な場所的自己が根っこにあって、そこから個人的・主語的な自己が析出されていく、と考えているわけです。そしてこの析出の過程の病として、統合失調症や離人症を捉える、ということを考えているようです。

「主語的自己」について

西　じゃあ「主語的自己」とは何なのか。場所としての自己は状況の中で動き、変動している。しかし、自己は「同一」でもある。ぼくはどこへ行っても、何をしても西研だと思っている。この同一で固定的な自己が「主語的自己」です。そしてこれは場所的自己から析出されてくるのでしょう。では、どのようにしてこの同一な自己が析出され、生まれてくるのか。また、この同一性を形作っているものは何か。

これらについて、木村さんははっきりとした説明を与えていません。ですが、この主語的自己については、言葉と思考によって同定されている「私」と読んでみてはどうか。述語的自己が情感的な動いている世界だとすると、主語的自己は言葉によって同定されている。「昨日はおれはこんなことをしたなあ」というふうに、私たちは思考と言葉で自分の同一性を作り上げていく。木村さんがはっきりとそう言ってはいないのですが、そう読み込んでみることもできそうです。

つまり、人は絶えず動いている「場所としての私」として生きながらも、同時に、自分は同じ自分だと感じている、ということです。そしてこの同じ自分を言葉でもって「物語」として作っている。「これまで～ふうに生きてきた私は、これからは…いうことをしていきたい、だからいま―いうことをしている」というような「自分の物語」をもっている。これは「同一な私」を確定するための重要な契機です（この点については木村さんは、少し触れています）。

私の考えでは、「自分の物語」は単なる同一性（同じ私）をつくる、という機能にとどまらない。それだけではなく、物語をつくることによって人は自分の生を方向づけていく、ないしは、自己と世界との関係を形作る、という点が重要だと思います。「こういうことをやっていきたい」という生の可能性は言葉による物語の形をとっていますから、病気をしたりしてこれまでできたことができなくなると、その物語は支えられなくなり、新たな物語をつくることを要請されることになります。

ちなみに、この「自分の物語」ですが、私の考えでは、これもまたじつは他者関係と深く関わっている。というのは、私だけで勝手な物語をつくっても、他者には受け入れてもらえないからです。私たちは、自分自身にも内言として自分の物語を語りますし（オレは～をしようとしていたはずじゃなかったのか、等々）、また他人にも自分の物語を語ってそれを共有してもらおうとします。もし主語的自己というものが言葉と思考によって編まれた物語であるとするなら、それもまた他者関係のなかで「承認」され支えられる必要があるでしょう。――もっとも、だれにも語られない、自分のなかでの密かな思い込みとしてつくられた物語もまた、あるかもしれませんが。

しかし、繰り返しになりますが、木村さんの本では、主語的あるいは個人的な自己とは何かとか、場所的自己からの主語的自己の成立はどのようにしてか、というような点が明確でない。そこがハッキリすると、病の問題にもつながるはずなのですが……。

「われわれ」と「個人」

西　この物語、あるいは個人の成立、という点に関連して、面白いと感じた箇所がありました。「われわれ個人個人の個別的な構造の源泉には、常に集団的な一人称複数の主体性が働いていますが、一方われわれがどんなに緊密な共同性のなかにいても、個別的な主体性、一人称単数の自己を失うということは、まずありません。それは、わたしたちの一人ひとりが自分の歴史というものをもっているからです。この点が人間と動物との決定的な違いでしょう」（p.149）と書いてあるところです。

例えばハイデガーは、『存在と時間』のなかで、人はつねに個人ではなく、たいていは「ひと」である、と言っています。「ひと」（das Mamn）は「世人」とも訳されますが、これは、世界の物事に対する一般的・共同的な把握とふるまい、を指す言葉です。たとえば、あそこには公園があって、それは「だれでもプラっと入っていって休息してよい場所」です。たとえばこれは鉛筆で、「字や絵を描いたりするときに使うもの」です。このような、だれにでも共通な把握でもって私たちは世界の物事を捉えている。そしてこの把握はそれに対応したふるまいをもたらします。公園があれば、つい一服しようかと誘われる。このように見てみると、人間の生は決して、まったくの独自なオリジナルなものではありえないことがよくわかります（ですから、ハイデガーは自身の「死」に向き合うことで独自な生を取り戻せ！とアジテートするわけです）。

「場所的な自己」は一人称複数である、という木村さんの発想の源泉の一つに、この『存在と時間』も入っているかもしれませんね。

また別の例を考えてみます。ぼくが哲学をするときには、これまでのさまざまな哲学者たちがやってきたことがおのずと前提になっていますし、また彼らの目指してきたものを共有しているというつもりがあります。つまり、ぼくは個人でもありますが、「哲学者たちの一人」としても動いています。さらに、もっと広く「この社会の一員」という気持ちがなければ、哲学して物を書いたりもしなくなってしまうでしょう。その意味で、ぼくの意識的な活動にも、集団的一人称複数の主体性が働いているわけです。ですから、「われわれ」性ということは、木村さんのいう「場所的自己」についてのみ言えることではなくて、自覚的で言語的な私の物語のなかにも「われわれ」性が入っている、というべきでしょう。

木村さんの言っていることに戻ると、木村さんはわれわれ性を強調するだけでなく「われわれがどんなに緊密な共同性のなかにいても、個別的な主体性、一人称単数の自己を失うということはない」ということも強調しています。

この箇所では、動物の「集団と個」と人間のそれとを対比しているのですね。例えば鳥が一斉に飛び始めたとき、集団の動きと個の動きはほとんど完全に同調しています。そういうことは、人間が一斉にダンスをするときにも起こることがあります。しかし、「私たちの一人ひとりが自分の歴史というものをもっている」と書かれているように、人は自分の人生を生きつつそれを「物語」化している。だからこそ、集団の中で緊密に呼応し合って自分の同一性を失うような時間をもったとしても、その同一性は間もなく回復される。このことを動物の場合には集団と個の二つの自己は近いけれど、人間の場合にはその二つの間に距離がある、と木村さんは表現しています。

この、場所的でわれわれ的な自己から、主語的で個人な自己をつくりあげていくときの困難とか、また、主語的自己と述語的自己の距離が大きくなって交流しなくなるというようなことを、精神病の根本として木村さんは考えておられるのかな、というのがぼくの受けとった感じです。例えば離人症については、主語的自己はちゃんとあるが、述語的自己がアイマイになって、物事のなまなましい実感（アクチュアリティ）が失われる、ということが書かれていました。

以上が、ぼくがやや深読みしてみた「主語的自己」と「述語的自己」についてです。

「ビオス」と「ゾーエー」

西　次は「ビオス」と「ゾーエー」です。

これはぼくには分かりやすい理屈でして、ドイツ観念論の中にも出てくるものだからです。木村さんは詩人のヘルダーリンに言及していますが、ヘルダーリンの友人であった若きヘーゲルも同じ発想をしています。すなわち、大地・植物・動物を環流する「全体の生命」があってそれじしんは不死不滅のものだ、という発想です。この全体の生命が分かれたものが「個体」である。だから個体のなかにも全体の生命が入って動いているし、だからこそ個体と個体の間にも生命的な呼応関係が成り立つ。こういうイメージです。一切の生命体とその環境も含むこの「全体の生命」のことを、若きヘーゲルは一言で「生命」という言葉で呼んでいました。これが木村さんのいう、ギリシャ語の「ゾーエー」に相当します。

これは大きな生命なので不死です。それに対して、いつか死んでしまう「個体」のほうはギリシャ語でビオスと呼ばれます（ヘーゲルだと「生きているもの」）。

　この一切を貫いて動く巨大な生命を「精神」という言葉に取り替えると、体系期のヘーゲルになります。私たち一人ひとりの心は独立したものではなく、全体の精神から分かれたものだ、だからそれぞれの心どうしも呼応しあう、という発想になります。

　それはともかく、このビオスとゾーエーという言葉を出すときに木村さんがどんなことを考えているのか、ということのほうが重要ですが、どうもゾーエー（全体生命）と述語的＝場所的自己が対応し、ビオスと主語的自己が対応しているような感じがします。述語的場所的自己は全体的な生命であるゾーエーと深く関わっていて、そこから主語的自己ないし個体が出てくる。だから個体の生命どうしのあいだにも絶えずゾーエー的な関わり、つまり共振したり共鳴したりすることが起こっているだろう、ということになる。

　この生命（ゾーエー）と個体（ビオス）の関係を示すために、木村さんは「自然と自己」の話をとりあげています。「自然」は中国や日本では「おのずから」で、「自己」は「みずから」ですが、おのずからとみずからは同じことの表裏だというのです。これを「根源的な自発性」と呼んで、「ゾーエー的な大文字の〈生〉が個人の身体という通路を通って、小文字の生のなかに噴出してくる、その動き」（p.146）と言っています。つまりヨーロッパ的な発想だと自然と自己は対立するが、中国や日本の捉え方では対立しない。「おのずから」は自然で「みずから」は自己ですが、この二つはじつは同じことで、生命的なものに動かされるようにして、自分がみずから行動している、ということになります。

　さらに、ゾーエーがビオスになり、またビオスはゾーエーに戻るのでしょうが、このような相互転換の動きを木村さんは想定していて、この「動き」がうまくいかなくなると精神の病気になる、と考えているようです。そして、「個と集団の緊張関係が統合失調症を生み出す」という興味深いことも言っています。この点については、後に、滝川さんと小林さんがコメントをしてくれるでしょうから、ぼくが面白かったことについて少し話します。この本の終章で聞き手の今野哲男さんが語っているところです。

　吃音の人がある劇の主役に抜擢されたが、吃音者の自意識のせいでなかなか演技が自然に流れない。そこに演出家がやってきた。彼はまず、吃音の役者の身体の動きの真似をやってみせた。それから「わたしがあなたを真似たときにやってきた、わたしの感じ」について話したといいます。あなたの真似をしたら自分のなかにこんな感じがしたよ、と返した。――どこかの身体の部位を指して「ここでぐっと力をこらえている感じがしたよ」というような返し方をしたのかな、などと想像するのですが。その言葉がきっかけとなって、その役者は素直にセリフを出せるようになった、というのです。

するとこれに対し、それはゾーエーの分有、あるいは共有のモデルケースだと木村さんは言っています。頭でっかちになって緊張してうまく芝居ができなかった役者が、その一言をもらったことで緊張が解けて場の中でいい形で自分を出せるようになった。つまり、頭でっかちになっていた主語的な自己が、「あなたの感じはこんな感じだよね」と示されることでゾーエー的な場所へとほどけていった、と言うのです。

これを読んだときに、小林隆児さんから伺ったやり取りに似ているなあ、と思いました。子どもが発達障害なのではないかと訴えがあったとき、小林さんは母子いっしょに面接をされているのですが、あるときお母さんに「あなたと話していると、なんというか、遊びのないハンドルで運転してこられたような感じがするんです」と自分の感じたことを何気なく言った。するとお母さんにはその言葉がスッと入って、「そうなんです、私は」と言い始め、それからお母さんは自分自身の育ち方や自分と子どもとの関係について話せるようになってきた。それとともに母子の関係も劇的に改善していった、ということでした。

つまり、自分でも気づかない（気づけない）自分のあり方について、他の人が感じた体感を素直に言ってもらうことで、そこからこわばりがほどけて、自分自身を感じられるようになっていく。もちろんこうなるためには、どんな他人でもいいはずはなくて、信頼できる他者からの言葉でないと入ってこないでしょうが。――ともあれこのようにして、他者から自分を受けとめてもらったうれしさがあり、それをきっかけとして、こわばりがとれて自分を素直に見つめられるようになっていく。こうした点に心理療法の本質があるのかもしれません。

でも、そうだとすると、ゾーエー（大きな生命）がビオス（個体）に入り込む、という木村さんの話は余計なものかもしれません。検証不可能な形而上学になってしまいかねないからです。それよりも、心理療法や演劇の実際の場面で起こっていることを見つめて、それをどのように言語化するかのほうが大切であって、それこそが現象学的なやり方だと思うのです。場所的自己と主語的自己という概念は有効に使えると思うのですが、ゾーエーというのはいささか難しい。これを生々しい情動的な動きや他者との共感性の「比喩」として使うことはできますが、もしこれを個々の生命体を支える根源的な実在とみなすなら、やはり一種の形而上学になってしまうでしょう。

さらにこの終章では、「おのずと治る」という言い方をしているところがあります。つまり、個々人の計らいを超えて動いているゾーエー的なものがあって、そこが治療においては肝心だという話だと読みました。じかにゾーエーという言葉を出しては言っていませんが。医師と患者が共同して病気を放っておく、という言い方もしています。話をしたり一緒にいたりすると、自然に治っていくことがある。治そう治そうと思って治るものではない。個々人の計らいを超えた動きがあり、その動きの中ですっと解けていったりするような、そういうかたちで治るのが理想なんだ、というイメージだと思います。

これについても、ぼくは「いかにもありそうだなあ」と思いますし、場の雰囲気とか流れや動きを大切にするというのは治療にとってカナメになることだろうなあと思います。しかしこれも、大文字の生命としての「ゾーエー」というところからは語らないほうがよいようにも思うのです。

これくらいで終わります。

「こころ」をどう考えるか

司会　ありがとうございました。ポイントを的確にまとめていただきました。ずいぶんすっきりしたかと思います。

私の感想を少し言うと、西さんのお話とはまるでつながらないものですが、読み進めながら、ドイツ文学やドイツ文学の影響を圧倒的に受けた日本の作家のことを思い浮かべました。たとえば古井由吉さんだったり三島由紀夫だったり、その作品世界の仕組みが、いま西さんが説明してくださった「述語的世界」がさまざまな現われをし、次第に「述語的自己」が統覚を失っていく。混乱が始まっていく。そうした主人公を描いたのが、古井さんの『杳子』を初めとする精神を病んでいく女性たちを描いた系列の作品世界なのではないか。古井さんが若い頃に徹底して学んだ作家がムシルとかブロッホですが、西さんが言われた通り、個々人の計らいを超えたある動きがあり、そのある動きが人間関係の中でどんなふうに立ち現われてきて、主人公の人生をどう動かしていくか、まさにそういう作品世界だったと思い起こしていました。あるいはトーマス・マンという作家がいますね。芸術至上主義的な作家で、もう一人、ドイツ文学の影響が濃厚な作家というえば三島由紀夫ですが、ゾーエーという観点は、まさに三島の「永遠の生を手にすることへの希求」イコール「死」であり、それは芸術家の宿命でありもっとも芸術家たる所以だというような、マンから三島へと通じていく主題の反響を感じ取ったりしながら読んでいました。なるほど、ドイツかと。これらはまあ、例によって与太話のようなものですが。

ではどなたか、いかがですか。……いなければ、つなぎで。「自己」というのは「間」である、と木村敏さんはずっと言ってこられたわけです。「自己」というものがどういう成り立ちをしているかを知ることが自分の終生の宿題であり、精神の病は「間」で生じているものだ、ともおっしゃっている。滝川一廣さんも、以前、「心という言葉はある種の比喩であって、人と人との間で生じている現象だ」という趣旨のことをおっしゃった。ところが、時に凶悪事件なんかが起きると「心の闇」といった使われ方をして、あたかも「心」が実体であるかのような受け取り方が、当然のようになされていますね。以前もお聞きしたことがありますが、こころは人と人との間で生じる現象であるということ、ある種の比喩だということ、木村さんが言われる「間」であるということ、少しコメントをしていただけると嬉しいのですが。

滝川一廣　人間の「心」と「脳」のどこが違うかというと、脳は実体として「これが脳ですよ」と取り出すことができますね。脳のここがこうなっている、とか。ところが心は、ここがこうなっていると実体的に取り出すことはできないですね。ひょっとしたら、心というものは、ないかもしれないですね。ラジカルな言い方をすれば、「心なんていうものはない、脳のことが全部分かれば、心のことも分かるんだ」とも言える。脳科学はそんなスタンスです。でもそうなると、ちょっと違うと感じますね。

それこそデカルトではないですが、私たちは「自分が考えている」としか思えない。そういう働きをしている。とりあえずその働きの世界を「心」と呼んでいる。「心」の世界には、考えている働きがあり、感じている働きがあり、意志しているような働きがあるというようにいろいろな働きがあって、しかもそれらはバラバラではない。それらを扇の要のように束ねられている働きがまたあって、その要の部分を「自己」と呼んでいる。それが心と自己との関係ですね。

すると今度は逆転が起こり、私が考えている、私が意志している、私が感じている、というように体験しているのだけれど、本当は逆かもしれないですね。考えたり意志したり感じているから「私」というものが生まれる。そういう世界を木村先生は、「述語的自己」と呼んでいるのではないか。逆転というのはどういうことかというと、考えるとか、感じるとか、そういう作用の要としての自己を析出するんだけれども、体験としては自己が先にあって、その自己が考えている、その自己が感じている。私たちはそういう捉え方を身につけているわけですね。いろいろな働きの収束している要のほうが、近代以降、それがあたかも一つの実体であるかのように捉えられて、それが「主語的自己」だ、と考えることができるのではないかと思います。

そこで「間」とはなんぞや、ということになるのですが、一つはそういう考えたり感じたりという働きとその要になっている自己との「間」であり、個体の内側でそういう「間」の現象が起こっていて、それが心の世界として体験されています。けれども、そうではないのではないか。おぎゃあと生まれた瞬間は、人間は一個の生命的な個体で、まだ孤立した存在です。その個体の内側にすでに「間」が生まれているかといえば、そうではないと思います。人間は個体（孤体）のままでは生きてゆけませんね。でもそうはならないし、そうはしないですね。

個体としての生命体として生まれ落ち、そこから心の世界を発達させていくわけだけれども、それが可能なのは、つねに私たちは共同的な存在としてあるからでしょう。それは「ゾーエー」ということになるのでしょうが、私たちは生命的な種の共同性を生きて（種が滅びないかぎりこれは不死）、しかし人間はそれだけでなく、その上に社会的な共同性を作っていて、個体（孤体）として生まれた赤ちゃんは社会的な共同性のうちを生きるようになって、「自己」とか「間」ということが生み出されてくるのでしょう。

一つは生命的なゾーエーとしての共同性、もう一つが社会的な共同性、この共同性の「間」、というように捉えることが出来るかもしれない。木村先生がそのように考えておられるかどうかは分からないけれども、たぶん、そういうところはどこかでつながっているような気がしますね。

西　「私」の析出の話ですね。色々な働きがあるが、完全にバラバラではないので、扇の要のようなものとして「私」は析出される。それが実体化されてくると、「主語的な私」というようなものとされる、というお話でした。そのさいの「私」の析出自体が、社会性・共同性とかなり深くかかわっていると思うのです。つまり、生まれてある「名前」を付けられてそう呼ばれる、とか、何かの役割が振られるとか、ということもそうですね。

つまり社会的な関係性や共同性のなかで、「私」の同一性が要請され、そして自己物語になっていく。だからこそそこには、困難や大変さが孕まれてくるのだろう。そんなことを思ったりするのですが。

「自明性」と回復する過程

小林隆児　いまの話題について私自身の言葉を使うと、日々の体験一つ一つはすべて厳密に考えると、私個人の「唯一無二の体験」でそこで体験している自分があります。それを「私的体験版」とすると、その体験が言葉になって共同体の中でシェア（共有）される中で、「共通の体験版」に変わるわけですね。そこでは、ことばにしていく中で自分固有の体験を通して感じていた唯一無二の自分が失われていく危うさが孕まれている。その両者の緊張関係は常にだれにでもあるのだけれど、それが先鋭に出ているのが日ごろ接している患者さんだろうと思うのですね。

木村敏の考え方はよく分かるんだけれど、彼は独特な言葉で語ります。そういう木村敏の語り口が果たしてきた役割はとても大きいとは思うけれど、それに私自身が物足りなさを感じるのは、発達的観点が決定的に乏しいことなんです。私は彼の主張の意味することが、発達的観点に立つとどうなるのかを考えることによって、初めてその主張が治療として意味をもつものになると思うのです。だから、私は木村敏の使っている言葉をできるだけ私自身の言葉に置き換えてみたいと思うのですね。

たとえば「共通感覚」というのは、私は「力動感 vitality affect」と言いますし、「述語的自己と主語的自己」というのは、コミュニケーションにおいて「情動的コミュニケーションと象徴的コミュニケーション」の関係にほぼ平行しているのではないかと思うのですね。まったくイコールではないけれど、発達的・治療的に考える際には、そういうふうに見ていかないと治療関係の中で具体的に捉えることができないわけです。

木村敏の哲学の中で語られている治療論は、正直言って物足りないものを感じるんです。彼は「自然に治る」と言うんだけれど、そこに必ず治療的な何かが起こっているはずなんです。当然治療者の存在自体も大きな意味を持っている。一見自然に治っているかのようにみえる現象かもしれないけれども、治療者としてコミットしていることが必ずあるはずなんです。それを明らかにしていかないと治療論にはならないと私は思っています。

ブランケンブルグ『自明性の喪失』という本がありますね。

あれは、日ごろまったく意識することなく暗黙のうちに自分の身についているような感覚が、突然、失われてしまう、つまり「自明性」が失われてしまう。それこそが統合失調症の基礎障碍だ、とブランケンブルグは報告したわけです。それを読んだ木村敏は、ブランケンブルグの主張と、自分が最初に書いた一九六五年の論文「精神分裂病症状の背後にあるもの」とのあいだにあまりにも共通点があるものだから、意を強くし、その後ブランケンブルグとのあいだで学問的交流が生まれたんですね。

それを読んでいて私が強く思ったのは、「自明性」というものが人間生まれてからどういうふうに獲得されていくのか、それが私にとっての最大の関心事なのです。そのあたりのところを私は二〇〇三年に論文にしたことがあります（『広汎性発達障害にみられる「自明性の喪失」に関する発達論的検討』精神神経学雑誌，101(8)，1045-1062）。

おそらくは、アクチュアリティの世界での体験が、リアリティとしての言葉になっていく過程、その両者の「間」に深い軋轢が起こると、「自明性」には至らないし、「自明性」は獲得できないのではないか。そのあたりの問題だと思って私はずっと考えてきたのです。臨床現場でやっていて、その辺のあやうさをしょっちゅう感じているのです。そこを具体的に取り出して、現場で取り組んでいくことがとても大事だな、と私は思っているのですね。

司会　いまの「自明性の回復」ですが、小林先生や滝川先生であれば、いま言われたように治療の過程をはかる一つの目安として捉えていくのだろうと思うのですね。では生活支援の場ではどうか。自明性という言葉ではなく、ある「まとまり」とか「落ち着き」とか、「安心」とか、そうしたものを取り戻しながら、生活をとりあえず可能にしていくプロセスだと考えたらどうだろう。そう捉え返すと「自明性の回復」が、少しこちらの実践の感覚に近くなるのではないか。皆さんにお聞きしたいのは、その辺の判断をどこでしているか、どこがどうなったとき、生活がまとまってきた、と感じるかということです。最初に小林先生の場合であれば、どんなふうに「自明性の回復過程に入っている」という受け取りになるのですか。

小林　私は治療をしていて、こうなれば大丈夫だなと感じることははっきりあるんだけれど、それは、言葉にできない部分がどれだけシェア（共有）できているかということです。言葉にならないところを汲んで、相手なりに言語化していくという、そういう関係が生まれていくとしめたもんだなというのが、いまの質問にからめて言えば言えるかなと思います。

もっと分かりやすく言えば、患者の本音としての情動の動きをこちらがとらえ、それを取り上げながら患者自身の過去の体験へと繋げていく、そんなところが治療の勘所だと思うのです。それは幼少期の体験としての「甘え」と深く関係するところなんですね。

栗田篤志　今のお話を伺っていて、かつて村瀬学さんが「自明性の喪失」について論じる中で、木村理論に異を唱えていたのを思い起こしました（「自閉症論批判」『子ども体験』一九八四年 大和書房 所収）。

村瀬さんは「自明性」を「規範性」と捉えなおしたうえで、「規範性」の本質は「関係性」である、と述べています。つまり、規範には法や戒律から日常的な約束事までさまざまなレベルがありますが、その基底にあるのは人と人との関係を通して醸し出され共有される、実体化しえない雰囲気や呼吸や綾のような「関係そのもの」である、と。そして、「自明性の喪失」という事態で失われるのは、まさにこの規範性の最も基底にある領域だと指摘しています。木村理論で表現すれば、言語化・対象化されうるリアリティとしての規範ではなく、実体化しえないアクチュアルな規範性ということになります。村瀬さんが批判したのは、木村理論ではこのような規範性のアクチュアリティとしての側面をとらえ損ね、「自明性」を「共通感覚」という身体生理的概念で解釈している、ということだったように思います。

村瀬さんの議論の背景には、心的現象の総体を考える中で、自閉症と統合失調症がなぜ似て見えてくるのか？という問題意識がありました。そして、両者の共通点は規範性から〈遊離〉する心性にほかならないと喝破します。これは現在もなお古びることのない卓見と思います。私見をつけ加えれば、自閉症においては自明性・規範性を喪失するのではなく、その獲得に遅れをきたすために遊離したままにとどまるのであり、統合失調症においてはすでに獲得した自明性・規範性に対して鋭い緊張関係に陥りそこから逸脱・遊離してしまう、という違いがあります。

これまでの議論に引き寄せて言い換えれば、自明性とは共同性・社会性であり、人と人との「あいだ」性ということになろうかと思います。ひるがえって、「自明性の回復」すなわち治療的アプローチを考えた場合、治療者が媒介となって、統合失調症や自閉症の方たちを、遊離してしまっている規範性——村瀬さんはこれを〈重力〉に譬えています——に繋ぎ止めなおす作業ととらえることができるかもしれません。

統合失調症の場合は規範性・共同性に過度におびやかされないよう適度な距離を置いて繋がりなおす、ということが重要であり、自閉症の場合は規範性・共同性の側へ積極的に手繰り寄せてつなげてゆくことが必要でしょう。ただし、いずれの場合にも、回復してきたという実践的な感覚としては、治療者と雰囲気を共有できたり呼吸が合ってきたという感触であり、先ほどの小林先生のお話しと重なると思われます。これはつまりアクチュアリティとしての規範性・共同性が回復してきたということにほかならないなのでしょう。

愛甲修子　ワン・オブ・ゼム、たくさんの人たちのなかの一人。そういう自分がいますね。もう一方に、世界でたったひとりの実存である自分というものがいて、その両方のバランスが取れるというのが「自明性が回復する」ということなのだと思います。自尊感情が回復して自分の羅針盤がしっかりしていく。それがゾーエーとビオスがつながる過程とも重なっているように思うのです。

佐川眞太郎　僕は経験が浅いので、これで大丈夫だなと思えることは少ないのですが、学校の相談室にいると、相談室に来る子どもとそうでない子どもの違いを感じることがあります。何が違っているか考えてみますと、なんとかやっている子どもの場合は話がすっと入ってくる感じがあります。言っていることは分かるし、なるほどと思うのです。相談に来ている子どもの場合、話している内容や話しぶりとこちらに生じてくる感覚がずれるんです。例えば、尊大なものの言い方をして自信たっぷりな語り口であるものの、こちらには、なんでこんなにびくびくしているんだろうかといった、なにかを恐れているような感じが湧いてきて、「あれっ？」と思うことがあります。もちろん、単純に二分できるものではありませんが、そうした違いを感じています。

司会　今の三人のお話を伺っていて、セラピストの側に共通するある感知があって、それをどこで見るか、どこから語るかで変わっているようだと感じました。共同性、ワン・ノブ・ゼム、感覚のずれ。学校現場で子どもたちを見ている教員の方たちはどうですか。この子は大丈夫だなとか、ここは、どんな捉え方や言葉になりますか。

大澤功　子どもたちの話を聞いていると、こちらが不安になることがありますね。ずれがあったりするのですが、でも少し突っ込んで話を聞くと、そういうことか、そうだよねと思えることがある。言っていることは変わらなくても、こちらが理解できているかどうか、そのことで相手に対する不安がなくなったり、落ち着くことができていくという過程がある。そう思います。聞いているこっちが納得できない、腑に落ちないということがあると、子どもがどうということよりも、自分自身のなかに納得できるものがあるかどうかの問題があります。

齋藤敏郁　学校はどうしても年齢があるので、大丈夫だろうが大丈夫でなかろうが、卒業していきますし、無理にでも納得しないといけないということはありますね。ちょっと不安はあっても、そこは信じるしかない。どこをどうすれば大丈夫になるか、というのは、なかなか分からないですね。卒業する時に、大丈夫だろうと思えるように育てていくようにしていますけど、難しいですよね。

内海新祐　今、齋藤さんが言われたように、ぼくらも大丈夫だろうが大丈夫でなかろうが、一定の年齢を迎えると出さないといけないわけで、大丈夫だと思って出していくわけではないですね。ただ、出ていくのを見ていく中で、この子よりもこっちの子のほうが大丈夫だ、という感覚は、確かにうまれていますね。出ていくそのときに分かるというよりも、出て行った後の様子で分かることが多いですね。とにかく仕事を見つけてくるとか、男を騙してでも何とか生きていくとか（笑）、そういう子は何とか大丈夫という感覚がありますね。いつまでも仕事につけないでいる子の中には、共同的な世界に参入できない、という感じの子がいます。共同的な世界とつながるバイタリティのようなものが足りないのかもしれない、と感じられるような子ですね。

司会　こちらが「治す」というよりも、自分で「治っていく」、その条件整備をする。少なくとも特別支援教育は、「自分で生きていく力」とか「自分でまとまりを取り戻していく力」をつけるための、条件整備の有効な一つのツールなのかなという気はします。「自然に治る」ということが、どこかで結びついていくのではないか。……

「述語的自己」を生きることが、なぜ難しくなったか

司会　あまりこの話ばかりに時間を費やすのもなんなので、また、少し木村先生の本に戻りましょうか。どなたかどうですか。

小林　私は日頃学生に教えているでしょう。学生がレポートを書いたり、修士論文を書いたりしますね。そこで私が痛感するのは、自分の体験したことを対象とするのだけれど、そこで起きているアクチュアリティをほとんど扱えないのですね。例えば、患者さんの語りであれば、その文字づらだけを取り出してくる。それは、この本でいうところのリアリティの世界に該当する。アクチュアリティはそうではないわけです。文字づら以外の非言語的側面、情動的側面、常に変化し動いていっときもそこに留まっていないものです。木村敏に

言わせると、学問がアクチュアリティを扱えないと言っていますが、そこを扱わない限り、「自明性」の問題に迫ることはできないと思うのです。

今日の学問においてアクチュアリティを扱おうとしないこと、当然その中で学生もあつかえない、そうした問題が根深く存在している気がするのです。現場もそうですね。

現場の人たちは、すぐに問題解決を目指そうとする。解答を欲しがる。では具体的にどうしたらいいんですか、といったハウツーをすぐに求めるのだけれど、問題として取り上げていることは、けっして患者だけの世界で起こっていることではない。現場の職員とともにある世界の中で生じている問題なんです。そこでどんなことが起こっているのか、その生々しい部分を感じ取ることがとても大切なんです。それはアクチュアリティそのものです。しかし、アクチュアリティの世界は言葉にならない。容易にそれをことばで表現することは困難です。しかし、そのような体験をずっと感じとりながら、それを持ち続けながら、何かがあったときにパッと言葉として出す、そういうことがとても大切だと思うのですね。それは現場の人たちに限らずだれにとっても難しいことです。いま、認知行動療法が注目されているように、すぐに結果を求める時代的要請が強いから余計そうなっていくのだと思うけれど、学生の論文を見ているとそういう傾向はすごいですよ。そのあたりのところが木村敏の主張のもっとも重要なところだと思うんだけどね。

司会 社会全体が、すぐに結果が求められる、成果至上主義になっている、それを無条件によしとする、そういう傾向がどんどん進んでいるような気がします。そのことに対する木村先生の危惧、ある種の警告ですね。

滝川 木村先生は、統合失調症は「述語的自己」の問題だと言っているのですね。述語的自己が稀薄になるのだと。考えてみると、アクチュアリティの世界や述語的自己の世界は、ビビットでもあるけれども、じつは怖い世界です。その怖い世界に入って行くときには、守りが必要です。共同性の守りとか。統合失調症の人が「述語的自己の世界」を持てないというのではなく、そこで守られない。アクチャアルな体験ができないとか、損なわれているとかというよりも、むしろそこは強く体験し、感じやすい人だと思うのですね。「述語的世界」に障害があるのではなくて、それを生きるための守りが弱いため、述語的自己の世界を、生き生きとは生きられなくなってしまう。脅えてしまう。混乱してしまう。そういうことが起こるのだと思います。小林先生が言われたように、いまの私たちの社会がきわめて理性的な自己ばかりで、アクチュアリティの世界にたいして懐疑的になっているという問題は、社会に守られていないという不安が背後にあって、社会の共同性が弱くなっているように思いますね。

小林　アクチュアリティを扱うことは、いま滝川さんがおっしゃったように、ある意味大変、怖いことなのね。そういうことがあるから、どんどん扱えなくなっていくんだと思う。先ほど「自明性」の話になったとき、「共同性」という言葉に置き換えられたんだけど、あまりに簡単に置き換えてしまうのはどうかなと思ったのです。結局、自明性の問題で一番根っこにあるのは、自分の体験がどう言葉で補強されているのかということなんです。アクチュアリティとリアリティの関係ですから、それが、一番根っこのところで齟齬を来していて、うまくいかなかったわけです。それはものすごく深刻な問題です。

これはあるところに書いたことですが、25歳の女性の患者さんが、職場で対人関係がぎこちなくなっていき、相手の言わんとしている言葉が把握できなくなった。たぶん多くの医者は、アスペルガー障碍だと診断するのだろうけれど、その人の話をずっと聞いていくと、幼児期から、自分の考えが背中から漏れる感じがあって、怖くて怖くてしようがなかったというのです。それからいろいろなことがあって、自分がどうしたかというと、人前で感情を出さないように振る舞うことでしか、安定感を得られなかったと言うのですね。

生（なま）の感情に浸るような体験は不確かで、頼るところのない、とても怖い世界なんだけど、それを、本来ならば母親が安心を与え、言葉にしていくことで共同性を帯びた関係の獲得につながっていくわけですね。それがとても弱くなっているわけです。内海さんは、家庭の力が弱くなっていると言われたけど、それは家庭の力だけではなくて、現場もそうなっているのではないでしょうか。子育てにかかわる現場で皆さんは働いていらっしゃるわけですが、現場で行なわれていることが、かなり危ういことになっている気がするのです。そこはすごく考えないといけないところではないかと、私は思っているんですけれどね。

多くの施設の人たちの対応を見ていると、表に現われている問題行動だとか、おかしなことを言っているとかやっているとか、その対応に追われてしまっているという感じがするのですね。そういう言葉や行動の背景に、何が動いているのかということに思いが至らない。それは木村敏が言っている問題と、相通じる問題だと思うのです。

司会　最大の問題は、先ほどの、アクチュアリティを扱えない、そこに踏み込めない。そういうご指摘ですね。患者や子どもと、じっくりと向き合うことをしない、できない、安易にマニュアルを求めすぎる。今言われたこういう傾向は、とくに近年、社会背景もあって、社会人になることで安定的な身分が保障されない、すぐに首を切られる、キャリアが積み上げられない、そういう現状とも関連があるようにも思えます。

「格差社会」と言っているけれど、将来に展望がもてない、人間関係も一見穏やかでにこやかに日々の付き合いは過ぎていくけれど、じつは、いつかグループから外されはしないかと緊張やストレスを強いられ、結局表面的な付き合いに終始せざるをえない。先ほど滝川さんが、社会全体が弱くなっていると言われたことに通じますね。

小林先生が言われるよう危惧も、たとえば「自明性」をもつことを前提とせず、きわめて稀薄だということが出発点になっていて、標準値が時代とともに移動している。小林先生は、たぶんそこは重々承知されて、弱さや思いの至らなさの指摘をしておられるのだとは思うのですが、そんな印象があります。

「自然に治る」ということ

司会　司会がしゃべりすぎました。それで、先ほど、木村先生の治療論というか、「自然に治るのがいいんだ」という言い方に対し、小林先生のほうから異論が出されました。滝川さんご自身は身近で接しておられた時期もあったと思うのですが、木村先生の治療論や治療に対してはどんな感想をお持ちですか。

滝川　木村先生は、治療論というかたちでは自分の関わっていることを、展開されないのですね。あの時代の大学の教授は、患者さんの初診だけをして、あとは若いお弟子さんたちが診るというのが一般的でした。木村先生は初診だけではなく、ずっと継続的に患者さんを診るということをされていました。そこでなさってこられたことを、いわゆる治療論としてまとめるというか、言語化することはしなかったのですが、でも臨床はしっかりされていました。

診察のさいに陪席をさせていただいたことは、何回かありました。そうすると、患者さんの話をあれこれ解釈したりせず、よく聴くということですね。聴くときに雰囲気が、包容的でした。ぐっと接近する感じではなく、少し距離がありながら、とくに統合失調症の患者さんには、すごくフレンドリーな感じでした。それから薬の処方の工夫をするのもお好きでしたね。これとこれの組み合わせがいいんじゃないかとかですね。ぼくらは「木村処方」と呼んでいたんだけれど（笑）。

そういう意味で、中井先生のプログラムみたいな治療論は書かれなかったですね。中井先生もプログラムみたいなシステム化された治療論は書かれず、ご自分では「レシピ」みたいなもんだとおしゃっていましたが。治療論は書かなかったけれど、でも治療はしっかりなさっていたので、けっして形而上学だけをやっておられたわけではありません。患者さんを診るのはお好きでした。精神医学者には、患者さんを診るのが嫌いな人が結構いますでしょう（笑）。木村先生はそういうことはありませんでした。

小林　木村敏が、統合失調症の患者さんとの間で語った内容を読んだり、対談（座談会『これからの自閉症論を求めて―木村敏先生をお迎えして―』こころの臨床ア・ラ・カルト'23(3). 244-259, 2004）もしたこともあるので、おっしゃることはよく分かるのですが、私の考えでは、統合失調症の発症は乳幼児期早期段階にあるのではないかと思うんですね。つまりそのころ「自明性」というものの基盤が生まれてくるのであろうと思うんです。その意味で統合失調症はとても手強い病気です。私は本格的に統合失調症の治療に取り組んだことはないので、あまり言えないのだけれど、統合失調症はいつ頃発症したかを考えると、治療の大変さを強く思うんですね。

統合失調症では、治るということは極めて困難なのではないかという気がします。私自身の経験が偏っているのでしょうが。

司会　滝川先生、いかがですか。

滝川　結構、治ると思いますよ。

小林　でも、きわめて難しいですよね。

滝川　マンフレット・ブロイラー（ユーゲン・ブロイラーの息子）が、自分の病院でずっと治療していました。まだ薬物療法がない頃ですが、診てきた患者さんを長期的にフォローアップしたところ約三分の一は治っていたという論文があります。残りの三分の一はそれなりに社会生活、残りの三分の一は長期入院のまま。治ったのはもともと統合失調症ではなかったからだろうと言う人もいますが（笑）、それを言ってしまえば、意味がなくなります。で、薬物治療がない時代にあれだけ治ったとすれば、そう悲観的なものではありません。

そう考えれば、身体疾患もそうですね。たとえば糖尿病でも、おおざっぱに言えば、三分の一は治って、三分の一は治療しながらふつうに社会生活が送れる。三分の一がうまく治らない。多くの慢性疾患がそういうものかもしれません。

マンフレット・ブロイアーの頃はほとんどが入院治療ですが、穏やかにゆっくり休ませていたのです。看護がとても手厚かったようですね。基本的に述語的自己が危うくなったりするというのは、不安になるわけです。だから患者さんを不安にさせる条件を少しでも減らしていく。安心度を高めていく。ブロイアーはそれをやっていたわけです。

西 不安条件を減らしてゆったりできる環境を作れば、三分の一くらいはおのずと治っていったりもするということですね。

滝川 木村先生が、何もしないで治ると言ったのは、そういう背景があってのことなのですね。

自己、言葉、時間

司会 専門領域ど真ん中の話になりました。すごく面白かったですが、この流れに入っていくのは、なかなか度胸が要るかもしれません（笑）。どうですか、現場の方々から何か。

松永徹 ぼくはこの本を読んで、アクチュアリティの話には、いくつかのことで触発されるところがあり、面白かったのです。一つは、支援についての、見え方が変わったなと思えるところがあったことです。それからもう一つは、自分自身の昔の体験に触れてくるところがあったことです。以前、そういえるかどうかは分かりませんが、離人症的な体験をした時期があり、親と話していても普通の感覚ではまったくなくて、自分はこのままおかしくなるのではないかと思うような経験でした。鮮明に覚えていることは、ふつうに生活している時の自然な感覚がなくなって、自分だけが周囲から切り離されたような感覚があり、呼吸をするにしても意識的にしないとできないのです。医者にも行き、特に病名が付けられたわけでもなかったですが、その感覚が何年か残っていて、自分ではそうした感覚を何とか直したいと思っていました。

アクチュアリティは自分自身があるまとまった意味をもつものとしてあることで、そのまとまった意味が危うくなったという体験だったのです。言葉ではなく、身体を動かすことで、世界とつながる感覚が回復するところがあり、プールに入ったり演劇を始めたりしました。これが、自分を変えるきっかけになったと思います。高校生から大学の始めの頃の時期ですね。人が生きるということはアクチュアリティを生きることだとか、「我々のアクチュアリティ」という話がありましたが、そういうアクチュアリティが失われるような自分の体験を思い起こし、直接触れてくるところのある本でした。

もう一つ、自分が関わっている施設に通う利用者について了解する視点が得られたところがありました。その施設では、絵画や陶芸などを行ない、アート的な活動を支援しています。あるいは特別に何かを作らなくても、その人のいろんな表現をアートにすることをやろうとしています。何というか、通ってきて、ここでやることは何でもいい、こちらがそれをひとつのアートとして取り上げ、支援していこうということです。

一〇代の女性で知的障害の人がいるのですが、自分が面白いことには興味を示すが、つまらないことは寝てしまう。床に寝ころんでも気持ちよさそうにしている。こちらは寝ていても無理に起こそうとはせず、好きなものを用意するようにしている。そうやって過ごしているわけですが、彼女の中でおこっている意味、この本でいえばアクチュアリティを共有しようということが大事だろう、とスタッフと話しているところです。どうなるかはこれからですが、この本を読んで、こちらの構えが変わったところです。

司会　西さん、いかがですか。この間のやり取りを聞いておられて。

西　感想ですが、この「述語的・場所自己」から「主語的自己」がどのようにしてできてくるか、というプロセスが木村理論でははっきりしない点がやはり問題なのだなあ、とあらためて思います。人のスタート地点は、共感覚的で生々しさに満ちている世界でしょう。恐ろしい世界でもあるかもしれない。それが親子のエロス的なやり取りの中で基本的信頼ができて、それが守りにもなる。しかしこのやり取りが同時に、言葉の世界への参入でもあって、この言葉の獲得とともに、親以外の他者たちとの社会的世界に参入することも可能になってくる。社会的世界に参入することで、言語的な物語としての「私」の輪郭がハッキリしていく。——たとえばこんなふうに言うとスッキリするかもしれない。もっと精密に、どのような条件があるとこうした「発達」がうまくいくのか、どうなるとうまくいかないのか、ということも考えられるかもしれません。木村さんの話には非常に示唆的なところがあちこちあるのですが、そこの論理がないなあと。

内海　ぼくが個人的に関心をもったのは、「時間」について語っておられたところです。この本では直接書かれていませんが、別の本で時間とは自己のことだと書かれていて、読みながら、分かるような分からないような、そんな感じがあったのです。

それで、木村先生とはまったく別のタイプの児童精神科医で、小倉清先生という方がいらっしゃいますね。その小倉先生が、ある小学生の患者さんについて語ってらしたことがあって、その子は、光や音波や電波などの難しい科学的理論やら、歴史上の人物やら、現世・来世・霊や死やら、とにかくすごい勢いでいろいろなことをしゃべっていったというんです。で、小倉先生は多岐にわたるそれらの話をじっと聞きながら、この子はいろいろしゃべってるけど、結局、時間というものをテーマにしているんだな、と感じられたと。それで、小倉先生はそれまでの臨床経験から――多少は哲学的な知見も瞥見されていたようですけれど――「時間というものと自分というものは同じものだ」との考えを持つに至っておられたので、その子はそうやって、そういう形で自分というものを語っていたのだと思う……というようなことを話されていたことがありました。

木村先生と小倉先生、まったくタイプの異なる二人の先生から図らずも同じことが出てきた。これはなんか面白いなあ、と思って。私が関わっていたある小学生――あのとき四年生だったか、五年生だったか――も、一緒に道を歩いていたとき、ふと、「時間って不思議だよね、『今』って言ったときには、もう過去になっているんだよね、と言った今も、もう過去になってるんだよね、と言った今も……」と、すごい発見をした！というような風情で言ったことがあるのです。「『今』はどんどん『過去』になって、今はもう『今』ではないんだね」って。時間をどう生きているか、という感覚ですね。時間とは自分のことだということ。これはすごく面白いな、大切なものだなと思うんですね。

司会　私も感想を述べます。いまの内海さんの「時間とは自己である」というお話から、いささか触発されたのですが、時間意識の獲得と言語の獲得はイコール自己の獲得と、非常に重なるのではないかという仮説を私は持っています。深読みをすれば、時間がアクチュアリティとリアリティの二つの時間世界をもつように、言語も二つの世界をもつ。ソシュールは言葉を、パロル（話・話すことそれ自体）とラング（規範・体系としての言語）に分けたわけですが、アクチュアリティがパロルに、リアリティがラングに、それぞれ対応可能なのではないかという感想を持ちました。

統合失調などの精神の病は「自己＝私」の病、間の病だ、と木村先生は言われます。その失調した「私」がどう表われてくるかといえば、言語のさまざまな不調として表出されるわけです。木村先生は治療者ですから、治療者の側から見えた「自己の病」を病態像として捉えようとする。内側からの視点です。一方、治療者ではない第三者（わたし自身）が外側からみれば、行動と言語表出のある〝壊れ〟とか不調和として映る。奇妙な言葉の表出があり、そのことがラングの壊れなのかどうかは、にわかには分からないのですが、少なくともパロルがダメージを受けて表出されていることは分かる。

それで、統合失調症の人は脇に置かせてもらい、自閉症スペクトラムの人の話をすると、彼らにはある際立った特徴があって、知的に高くて会話をする子でも、方言を話しませんよね。いかがですか。関西弁とか九州弁とか、話す子がおられましたか。いるかもしれませんのでいたら教えてほしいのですが、少なくとも私は見たことがないのです。これはとても面白い現象ではないかと思うのですね。

これをどう考えるかさらに仮説なのですが、パロルは言語の実践過程で、ラングは形式性の獲得、学習の過程です。方言をなぜ話さないのか。自閉症スペクトラムの人たちは言葉の習得にあって、パロルという実践以上に、ラングという形式性を先に、より多く、豊かに自学自習することによって、会話という言語実践に参入してくるという事実を推測させます。これは彼らの特性から言っても、結構妥当性の高い仮説なのではないかと思うのです。

一方、ストレス耐性が弱くて不適応を起こしやすいということは、つまりは述語的な自己が失調を来しやすいということですね。自閉症スペクトラム障害の人たちは独特な形で世界体験（知覚体験）をしているわけですが、崩れやすさとか不適応を起こしやすいとか、不適応のなかでも結構な頻度で、離人症的な体験をしているのではないかとも言われたりもしますが、それはこの「述語的自己」からも説明できるのではないか。そんな風にパロルとラングに読み換えながら、木村先生のこの本を読んでいました。

いつも困ったときの西さん頼みで申し訳ないのですが、西さん、言葉、時間、自己あたりで何かコメントをいただけませんか。

西　うーん。言葉と時間と自己ですか。小浜逸郎さんの『方法としての子ども』は、本当に名著だと思うのですが、時間、言葉、自己が連動しているということは——ぼくも前から少し考えてきたのですが——小浜さんの本でかなり展開されていたと思います。

司会　そうか、そうでしたっけ。出典は、小浜さんだったか。オリジナルのつもりで書いたり喋ったりしていますが、だいたいはどなたかですね（笑）。後で分かってがっかりしますが。

西　小浜さんは大変面白いことを言っていて、こんなことを書いていました。子どもが幼稚園に行って家に帰ってきた。そしてお母さんに向かって「幼稚園でこんなことがあったよ」ということを話す。そのさい、子どもは話す内容をいちいち考えて選択してはいないでしょうが、喋るということはやはり何かを取り出しているわけです。ひょっとすると幼稚園ですごく嫌なことがあったのに、あえて喋らないかもしれない。つまり、自分の実経験と話すということのあいだに「時間」のずれがあって、その時間のずれの中で語ったり語らなかったりする選択もできるわけです。この実経験と語ることのあいだの隙き間のことを「自己」という、というのが小浜逸郎の考えです。うまいことを言うな、とぼくは感心しました。

動物は経験そのままを生きているかもしれない。しかし経験を言葉にするということは、必ずそこに対象化があり選択がある。経験とべったりくっついていないで、隙間を作ることができる。自分自身が感じている生々しい世界と距離を取れるということが、言葉の力でもあるし、つまり、「自己」をもつということでもある。そういうことが『方法としての子ども』に書かれていました。この話がどうつながっていくかは分かりませんが、とりあえず返しておきます。

司会 なるほど、小浜さんはそういうことを言っておられたのか。その「隙き間」は、村瀬学さん風に言えば「理解のおくれ」ですね。

小林 今の西さんの話は、治療をしていてすごく実感するのね。たとえばある患者さんに対して、これはこうじゃないの、と語りかけたりしますね。そうすると間髪を入れずに返事をする人がいるわけです。そういう人は自分がないのね。ところが、面接を重ねていくうちに間合いができてきて、こちらが投げかけた言葉に対して、それを受け取って、そして自分なりに咀嚼しながら、感じたことを言葉にするような、そんな感じになっていく人がいるのですね。そうすると、ああ、この人は自分ができてきたなとか思ったりするわけですね。

間がない前者の人が、どういう育ちをしてきた人かということがぼくの一番の関心事なんだけれど、そのことを簡単に言ってしまえば、お母さんとの「甘え」を体験していない人なのです。土居健郎が言っているんだけれど、本来の「甘え」を体験できなかった人は、甘えに対して強い葛藤が起こる。小さい時に甘えられなかったけど、「甘え」を卒業することはできない。「甘え」は決してあきらめることができないものなのですね。そうするとどうなるかというと、一挙手一投足、相手の顔色をうかがいながら生活するようになるわけです。その結果、「甘え」の対象、つまりは依存対象に対して自分が振り回されるようなかたちで縛られてしまう。そういう関係が生まれるんです。そのため自分がないということになる。土居健郎はそういうことを言っているのね。子どもの治療をやっていると、まさにその通りだなと思うのですね。

司会　「述語的自己」がないというか、弱い。

西　自分が好きなものを好きだと言えるということは、大変なことだと思ったりするんですよ。

小林　そうですね。

西　「好きなものは好き、嫌いなものは嫌い、当たり前じゃん」と言える人は、養育者によって「おまえが好きなものは、好きだと言っていい」という、安心や承認をもらって育ってきた人ですよね。それがなくていつでも親から振り回されてきた人は、自分の欲求を出せないし、「おれはこれが好きだから好きなんだ」と言ってワガママになることができない。ワガママな、いい意味でジコチューな主体になるには、自分の欲求を養育者が欲求として認めてくれた、ということがやはりあるはずです。でも「これが好きだ、これは嫌いだ」と言いながら生きることができない人は案外多いですね。

栗田　先ほど内海さんが「時間」について言及していましたが、個人的には、時間というテーマを発達の視点からもう少し展開できるのではないかと思っています。

佐藤さんのお話にあったように、木村理論では「時間」には時計で計測できて誰もが同じように尺度化できるようなリアリティとしての側面と、忘我の境地で純粋に時の流れに身をまかせ、持続の感覚に浸っている時のようなアクチュアリティとしての側面があり、両者は互いに独立してあるのではなく、どちらか一方のみでは時間体験が成立しないという意味で、相補的な関係として捉えられています。

ただし、重視されているのはアクチュアルな体験時間のほうで、例えば離人症ではこのアクチュアルな時間が体感できなくなると言います。そうなると、今が何時何分であるということが頭では分かるのだけれども、時間の流れというものが感じられず、てんでばらばらの今、今、今、……というような不可解な体験に陥り非常に苦しむというのです。

発達的に見れば、子どもにとってはまず先にアクチュアルな時間のほうが圧倒的に優位なものとして体験されている、というふうに言えると思います。乳幼児は時間も忘れて遊びに没頭し続けます。その時々の情動・気分に押し流された行動に支配されます。今が何時何分で、この時間帯には何をすることになっていて、季節は何時で、などという制度化されたリアリティとしての時間の感覚は発達とともに後から次第に身についてゆく。

先ほどの、言葉、時間、自己という佐藤さんの問題提起、それを受けての西さんのお話ともつながってくるところと思いますが、子どもは3歳頃になるとことばが飛躍的に増えはじめますね。そして、ちょうどそのころに成人型の記憶が成立すると言われています。過去の想起や未来への予測が少しずつできるようになり、自らの生が有限であることもおぼろげながら意識しはじめます。それまではそのつどの今にぴたりと張りついた生をいきていたのが、きのうは○○ちゃんとあそんで、きょうはパパといっしょにこうえんにいって、それであしたは……というように、過去を引きずりながら未来をはらみつつ現在を生きているんだ、という文脈性をもった時間的展望がひらけてくる。自己、つまり「私」という主体的個我意識の発生は、このように過去・現在・未来という時間の流れの中で、「わたしはわたし」という同一性の感覚が芽生えることと軌を一にしていると考えられます。

アクチュアリティとしての時間に身を浸し、まだ「私」として対象化しえない述語的自己を生きていた乳幼児が、ラングという共同規範としてのことばを獲得することによって次第に世界を分節化し、リアリティとしての時間感覚と、役割性を担った主語的自己の世界に少しずつ比重を移していく。アクチュアリティ／リアリティ、述語的自己／主語的自己、そしてゾーエー／ビオス、これらの二重性・相補性を生きられるようになっていくこと、それが精神発達といえるのではないか。木村理論を発達論的に読み込めば、このようにも言えるのではないかと考えています。

発生論と木村精神病理学

滝川　木村先生の病理学は、ある意味で徹底した現象学だから、こうなのだということは言えても、なぜどうしてこうなるのか、ということは難しい。ある意味では動きがなくて、静的だ、スタティックだとは言えます。いかにして述語的自己は生成されてくるのか、主語的自己は生成されてくるのか。そう言う問いに行かないのですね。ひょっとしたら、私が読んでないところで、手をつけられているかもしれないですが。

西　現象学はもともと、意識体験を反省的に確認して、「確かにこうなっているよ」というのを記述するのが本来の方法です。「記述的現象学」と言います。でも人間理解にはそれだけでは足りない。意識体験が確かにこういう構図をもつとしても、それはどうやって成立してきたのか、という問いもやってきます。これを仮説的に描こうとしたとき、「発生的現象学」と呼ばれることになります。つまり心理学での「発達」という言葉に照応するのは、現象学では「発生」なっている。たしかに発生的＝発達的な発想は今回の木村先生の本には感じませんでした。

阿久津斎木　いまの話に関係するか分かりませんが、私がこの本を読んでひっかかったのは、１４３ページの、統合失調症の「直観診断」のところです。

統合失調症の患者さんに出会った瞬間にぱっと見て、この人は統合失調症だと分かってしまう体験があるというところ。患者さんには特有の不自然さがあるから分かると言われていますね。

ただ、統合失調症になったからそのように自然さが失われるのか、あるいは昔から生い立ちの上で自然さや自明性が得られなくて、不自然さは前からあって、その後病気になったのか、どちらなのだろうと。生育的なことは木村先生は多少は触れますがあまり取り上げないようなので、その点は考えなくていいのかな、という疑問を感じました。いまの発生論の話につながるかどうか、わからないのですが。

小林　いまの疑問は、統合失調症はいつ発症するのか、という議論になるのですね。さっき話が出た小倉清先生は、赤ちゃんの時に発症していると言いますね。

司会　統合失調症がですか？

小林　そうですね。実際のケースを診ていると、そのときの問題が尾を引いてしまっているということがあると思うのです。

司会　俄然、面白くなってきたような気がしますが、ここから先の議論内容は、この会の（少なくとも司会者の）キャパシティを超えてしまいます。どこかで専門の先生方が是非とも続きをやっていただけると嬉しいですね。まだ発言していない方もおられますが、ひとまずここで終わりにしたいと思います。

※二〇一一年九月二五日　第二〇回「人間と発達を考える会」での討議を基に、各発言者の加筆訂正を経て掲載しました。

（人間と発達を考える会・発言順）

西研（哲学・東京医科大学教授）・滝川一廣（児童精神科医師・学習院大学教授）・小林隆児（児童精神科医師・西南学院大学教授）・栗田篤志（精神科医師）・愛甲修子（臨床心理士・スクールカウンセラー）・佐川眞太郎（臨床心理士・学生相談室）・大澤功（特別支援学校教員）・齋藤敏郁（特別支援学校教員）・内海新祐（臨床心理士・児童養護施設職員）・松永徹（福祉施設長）・阿久津斎木（ライター）・佐藤幹夫（司会・フリージャーナリスト）

関係発達臨床からみた「あいだ」論

『臨床哲学の知』との対話

小林隆児

編集者の佐藤幹夫氏より木村敏著『臨床哲学の知―臨床としての精神病理学のために―』（洋泉社）の書評を依頼された。わが国を代表する精神科医として独自の現象学的人間学を構築し、臨床精神病理学の領域において揺るぎない地位を占めている氏の最新の語り下ろしの書を批評するなど、もとより浅学非才の評者には、はなはだ荷の重い仕事である。ただ、木村氏の主張する統合失調症における「自己個別化の原理の危機」としての『自明性の喪失』について、以前評者は広汎性発達障碍の治療を通して発達論的に論じ（小林、二〇〇三）、それが契機となって氏と対談をするという貴重な体験を持つことができたこと（十一・小林・木村、二〇〇四）、さらには評者が関係発達臨床という立場から「関係性」から臨床の事象を捉えることの重要性を一貫して主張してきたこと（小林、二〇〇八）などを考えてみると、氏とこのような形で誌上で対話できるのは貴重な機会だと思い、勇気を奮ってお引受けした次第である。そこでこの機会に「あいだ」論を関係発達臨床の視点から捉え直したらどうなるか、その一端を考えてみよう。

本書は、聞き手である演劇畑の今野哲男氏が幾度となく氏とのインタビューを繰り返し、掘り起こす作業を通して氏の主張を再構成したものである。そのことが本書をとても読みやすくしてくれている。評者は本書によって氏に対してこれまで抱いていた哲学者独特の近寄りがたさが随分と払拭されるとともに、氏の人となりを感じさせる語りも随所に盛り込まれていて、とても親しみの持てる内容になっている。それを可能にした聞き手の労にまずは感謝したいと思う。氏がこれまで論じてきた膨大な著作のエッセンスが本書では聞き手との「あいだ」を通してよりこなれたかたちで再現されている。

氏の著作では、必ず二つの対立項が提示され、その両者の「あいだ（関係性）」を論じるという思索の方法が一貫してとられている。具体的には、「もの」と「こと」、「体言」と「用言」、「実体」と「作用」、「主語的な自己」と「述語的な自己」、「アポロン」と「ディオニューソス」、「理性的日常」と「非日常、反日常」、「ノエシス」と「メタノエシス」、「ビオス的生命」と「ゾーエー的生命」、「小文字の生」と「大文字の〈生〉」、「小文字の死」と「大文字の〈死〉」など、これまで氏が取り上げてきたテーマの大半が語られている。そして、このような対立項の思索の原点となっているのが、「リアリティ」と「アクチュアリティ」の関係である。

ただここで忘れてはならないのが、対立する二項がまずあって両者の「あいだ」が生まれ、そのことを論じることが「あいだ」論ではないということである。まずは「あいだ」があって、その結果として二項が生まれるのだという。その端的な例が「自己」と「他者」の生成過程である。「あいだ」がなければ「自己」も「他者」もありえない。このことは発達論的にみた際に、極めて重要なことを示唆している。評者の関係発達臨床に引き寄せてみると、乳児あるいは幼児期早期の子どもたちを育てる養育者との「あいだ」で何が生起しているかを考えたらわかりやすい。われわれは子どもを育てる際に、彼らを前にして、この子はこころをもたない存在だとは思いもしないだろう。子ども自身もこころを持つ存在であると当然のごとく捉えて接している。乳児が泣けば、「ああ、おなかがすいたのね」、「ねむいのね」などと乳児の気持ちを感じ取り、まるで自分が乳児であるかのようにして応え（成り込み）、乳児が気持ちよくなるように世話を焼く。ここでは乳児自身は反省的自己を持たないために、自分の今の生理状態を「おなかがすいている」とか「ねむい」などとは頭では理解していない。身体で感じ取っているだけであろう（が、実はこのことがとても大切なのである）。それに対して乳児との「あいだ」で養育者は（間主観的に）感じ取り、乳児の身になって応じている。このような関わり合いの内実にこそ、こころの発達（あるいはそだち）の最大の特徴があるといってよい。このような関わり合いを重ねていくうちに、反省的自己が芽生え、自分の身体の変化に気づき、自分のことばで自己主張することが可能になっていくのである。このときの両者を繋げているのが、まさに氏のいう「共通感覚」である。

ここで重要なことは、乳児が自ら体験（体感）していることを正確に意味づけ認識することができるか否か、その成否を握っているのは養育者を始めとして関わる大人の存在であるということである。氏のことばを借りれば、「こと」としての体験を「もの」としてゆく過程である。

おなかがすいている乳児のアクチュアルな体験そのものを養育者がアクチュアルに感じ取って対応することができれば、乳児の体験は養育者との「あいだ」でゆるぎない自己認識過程となっていくのであろうが、ことはさほど容易ではない。おそらくはさまざまな次元での取り違い、読み違い、すれ違いに出くわすのが日常の生活体験である。そのことが誕生後、日常的にあまりにも頻繁に起これば、それは乳児の反省的自己の生成（自己認識）に重大な齟齬をきたすことは容易に想像できる。そこにこそ「自己の個別化の原理の危機」を見て取ることができるのではないかと評者には思われるのである。

氏が長年の精神科臨床においてもっとも大切にしてきたのが、患者に見られる症状に着目するのではなく、症状を背後から生み出している精神の病理、自己存在の病理に強い関心をもつという姿勢であったという。評者は氏のこうした臨床態度にいたく共感を覚える。なぜなら評者も常々子どもたちが示す症状、障碍、行動の異常などの背後に動いているもの、つまりはそこでの主体の気持ちの動きに着目してきたからである。

昨今、発達障碍が急速に注目されるにつれ、子どもの精神医学の重要性が強調されるようになっている。そこでは子どものこころの臨床と銘打って臨床教育の計画まで立案されつつあるが、実際の医療現場を眺め回してみると、多くの場合、子どもたちが示している症状や行動異常、障碍像などにのみ着目して、広汎性発達障碍、軽度発達障碍などの「発達障碍」という診断名が濫用されている。

氏が昨今の精神医学の現状を、患者の内面を無視して外面的な症状だけを治療対象とする、寒々としたものになりさがっていると嘆き、将来を危惧しているが、このことは児童精神医学の領域においてもなんら変わりないのが実情である。その意味からも現在は氏の強調するように、（児童）精神医学そのものの存亡の危機である。

最後にぜひとも取り上げたいのは、氏の治療論についてである。これまで氏は精神障碍の成因論をもっぱら論じ、治療論についてはあまりにも寡黙であったからである。本書では氏の治療論の一端が本音を交えてさりげなく語られている。

治すこと、治ることについてですが、症状を病気に対する生体の防衛反応だと考えれば、症状を出す必要がなくなれば、病気は自然に治っているということができます。そうすればもちろん症状も消えます。こちらが消そうとしなくとも、症状のほうでひとりでに消えてくれるのが一番いいにきまっていますね。精神医学以外でも、仮にも自己回復傾向をもつたいていの病気は、放っておけば治ります。精神科の場合でも、それがかなりあると思います。ただ、病気を放っておくといっても、医者がかかわらずに放っておくということではなく、あくまで医者と患者の二人が共同して放っておくということです。医者のところにきて何かしら安心感みたいなものをもって帰るということを繰り返しているうちに、自然に治るのだと思います。統合失調症の場合、数は少ないですが、それでも治ってくれる人はいます。少ないけれど確実にいます（一九六〜一九七頁）

……そういう治り方が理想的で……精神科の病気、とくに統合失調症は、自然治癒でしか治りようがないのではないかと思っています。医者が「治す」のではなく、勝手に「治る」ということです（二〇一頁）。

ここに氏の治療の基本的姿勢が端的に語られていると思うが、そのことを可能にしているのは何か。氏の多くの著作ではこれまで語られたことがないのではないかと思われる次の語りの中にそれが示されている。

わたしは昔から、赤ん坊を寝かせる名人なのです。泣きわめいてどうにもならない赤ん坊をわたしがしばらく抱っこしていると、そのうちに寝てしまう。……わたしには一種の動物磁気みたいなものがあるのだといわれたことがあります。例のメスメリズムでいわれた動物磁気ですね（二一〇頁）。……わたしは赤ん坊を寝かせているとき、大文字の〈生〉の世界で赤ん坊とコミュニケーションをしているということだろうと思います（二一二頁）。

評者は四年前に氏と対談した時の場の雰囲気を思い出すが、それは一言でいえば、「共通感覚」の世界での交流、評者流にいえば「情動的（原初的）コミュニケーション」世界での交流ということなのであろう。その点にいたく共感したことが読後感として強く甦ってくる。

文献

小林隆児（二〇〇三）．広汎性発達障害にみられる「自明性の喪失」に関する発達論的検討．精神神経学雑誌、一〇一（八）、一〇四五―一〇六二．

小林隆児（二〇〇八）．よくわかる自閉症―「関係発達」からのアプローチ．法研．

十一元三・小林隆児・木村　敏（二〇〇四）．座談会『これからの自閉症論を求めて—木村敏先生をお迎えして—』．こころの臨床ア・ラ・カルト、二三（三）、二四四—二五九．

（「飢餓陣営」34号より）

Ⅱ　中井久夫の臨床をめぐって

中井久夫随想——論文「薬物使用の原則と体験としての服薬」をめぐって

熊木徹夫

中井久夫には多彩な貌がある。臨床家（精神科医）・医学研究者・訳詩家・詩人・エッセイストなど。そのいずれにも共通するのは、実践家であり体験の伝承者であるということ。評者は中井と同じく精神科医であるが、その経験年数において多大な格差がある。よって、中井の精神医学の経験を恭しく拝受するべきなのかもしれないが、今回はあえて評者自身の体験と見比べることで、中井の臨床家としての一側面を浮き彫りにし、その上で人間中井久夫を抽象することに臨みたい。おそらく中井自身がその体験をそのまま無批判に後輩が受け取ることを望んでいないと考えられること、体験の伝承者である中井を論ずるにはこのアプローチしかないだろうことがその理由である。

中井がこれまで著したものは数知れないが、今回は「薬物使用の原則と体験としての服薬」（『治療の聲』一巻二号、

1998）という論文を導きの糸としていきたい。これは中井の書いたもののなかで、とりわけ有名なものではないが、評者が多大な感化を受けたものであるということ、また今見返してみても薬物を論じたものとして類を見ないものであり、ある意味〝中井らしさ〟が集約されているものだと感じられるからである（中井のオリジナルの文章を取り上げ、それに評者がコメントを加えていきたい。引用文が多いのは、中井の文章そのものを味読していただきたいためである）。

私は回復期において、原則として賦活を目標としては薬物を使用しない。賦活は自然賦活を最良とする。しばしば「修理途中の自転車にロケット・エンジンを付けて走らせようとする」人があるが、長期的には決して実らず、しばしば端的に破壊的である。「医師は何よりも先ず慎重でな

くてはならない」

医師の人柄を鑑定し、合格すれば、どんな処方でも受け入れるが、そうでなければコンプラインスを維持しない人、すなわち、「医師が最良の薬である」という格言がもっとも妥当する患者であるか。この場合、慎重性がもっともよく評価され、自慢がもっとも低く評価される。そのために初回に処方しないことさえあり、たいていは二日の処方で、(「眠れなければ翌日おいで下さい」と言い添えて) 一日おいて会う (もし眠りがどっと出れば翌日の来院は有害性のほうが高い)。

処方は慎重を旨とすべし、というのは精神科臨床の基本中の基本である。しかし、それを常に胸に留め、実践するのはとても難しいことである。中井の精神科臨床についての知恵の数々に接するときにも、この基本を踏まえていなくてはならない。評者も、医療および医師というもの全般にわたって猜疑心を張らせている患者には、まず己を信用してもらうことに専心する。そして、その評価をその場では要求せず、いったん自宅に帰って「もう一度来院して、この医師に心身を委ねていいか、考えてきてもらう」ということをよくする。医療の専門家ではない患者であるが、原則としてその患者が医療の流れを主導すること、それに脇から力を添えるのが医師の本来的な役目であることを痛感したのは、中井の文章に出会ったためである。「たいていは二日の処方で、一日おいて会う」という細部にまで込められた配慮も、いかにも中井らしいものである。

すべての場合に重要なことは、患者が薬物の作用に「賛成」するように持ってゆくことである (私が「受容」といわないことに注意してほしい)。

患者に「服薬感覚」を聞くことが必要である。これは、治療に患者が参加する第一歩である。その際に回復過程の初期には、薬物効果に対するアレキシシミア (感情失読症) がありうることを考慮すべきである。サリヴァンによれば、自己身体の辺縁的感覚の回復が急性精神病状態からの回復において最初に患者に期待しうることである。これはアレキシシミア回復の第一歩となりうるので、服薬感覚を問うことは、そのためにも重要である。また、患者の服薬感覚は多く実態に即しており、患者が合わないという薬は先ず「ほんとうに合っていないのではないか」と医師自らが疑うことが必要である。この反省は、患者に伝わって治療関係に寄与する。

一般に、薬物は常に医師とその言葉とともに処方されなければならない。薬ののみごこちは決して聞きわすれてはならない。

私は、新薬は使用に先立ってほとんど必ず自己服用をしてきた。(中略)私はまた、臨床において、常に「薬ののみごこち」を患者に聞くようにしてきた。(中略)自己服薬体験と患者の「のみごこち」報告という、この二つのデータを交えつつ、薬物使用体験とする。これは科学論文を目指してはいない。(中略)私の目指すのはむしろ、江戸期の篤農家の実践的な「農書」である。あれは日本的なプラグマティズムの一つのモデルである。

ここにあるように、「薬ののみごこち」を患者から聞くというのは、あらかじめアレキシシミア傾向にある患者が、回復の足がかりを得るためにそれが欠かせぬものであるからであり、また患者が薬物の作用に「賛成」するように持ってゆく前提として、患者によって治療における主体性の獲得がなされていなければならないからである。「薬ののみごこち」を了解し言語化する作業は、慣れない人にとって存外難しい作業なのだが、いったん言葉を紡ぎだせるようになると、今受けている治療のプロセス、ひいては薬にさまざまなかたちで反応している自らの身体のありようについて自覚的になることができ、治療(および治療関係)がドラスティックに変わりうるのである(私事であるが、評者はこの「薬ののみごこち」の重要性を強く信じたことから、『精神科のくすりを語ろう~患者からみた官能的評価ハンドブック~』および『精神科薬物治療を語ろう~精神科医からみた官能的評価~』の二冊(ともに日本評論社、後者は共著)を上梓することになったのである)。

慢性分裂病状態においては、症状を標的とせず、身体および生活の全体を標的とする。多くの症状は、皮膚炎におけるカサブタのように保護的である。これを強引に奪うことはカサブタを剥がすに等しく、われわれは基本的には自然脱落を待つべきである。

私の考えでは、薬物の標的となるものは、恐怖であり、不安であり、その背後にある精神、自律神経系、内分泌の超限的興奮あるいはその遷延膠着状態、要するに生体の心身の全体であって、決して診断の手がかりである特異症状ではない。

「薬物療法においては、疾患が呈する特異症状を、直接の標的としてはならない」という教えである。評者はかつて、中井の直弟子である先輩精神科医から、「薬物は症状ではなく〈構造〉に効く」と聞かされ、深く感じ入ったものだが、それは同じ内容を指し示していると考えられる。〝生体の心身の全体〟や〈構造〉はまったく抽象的に見えて、とりとめないものであるが、その存在を想定し薬物療法に取り組むのでなければ、決して薬物療法はうまくならないし、ちょっとした変化球がきたときに、とっさのアドリブがきかないものである。

私はしばしば、患者に「このクスリでひょっとしたら治るかもしれないが、ほんとうに治ってもいいかい」「長年親しんだ症状はたとえ多少不愉快でも別れると淋しいものだよ、耐えられる?」とくどく言う。そう言って「大丈夫です」と真実味のある答えを何度も聞いてから初めて処方する。

症状を薬物によって有無を言わさずに奪われた時の空虚と索漠とを医師は知らなければならない。また、症状がある時にはない不安として症状が不意に再来しないかという不安がある。この不安だけは（特に幻聴）が存在する時にはないもので、症状下に少しだけ患者はほっとする。

症状というのは一概に〝打ちのめすべき、にっくき敵〟とは言い切れず、時として自我親和的なものとなりえ、やがて〝腐れ縁〟ができてしまうこともある。こういう考え方は、ただ病邪をたたくことに専心する西洋医学的思想の単純さからでは決して発想されることはないものである。〝幻聴があれば幻聴という症状が発生してくることを憂慮することがなくなるので、これが患者の救いになる〟などというような懐深さは、それこそ長年にわたり病邪に心身を支配され苦しめられている患者の人生にも、暖かい希望のともしびを与えるものである。

古く米国近代医学の父サー・ウィリアム・オスラーのいうごとくヒトは薬物をねだる（crave）する動物であるが、

同時に薬物を恐怖する動物でもある。このことを念頭に置く必要がある。人間は、症状にかんしても薬物にかんしても両義的である。すなわち「効くクスリは怖い」「効かないクスリはいらない」のである。

薬圧（中井）による不快感の場合、当然、患者は抵抗し、コンプライアンスが下がるか、大量喫煙あるいは大量水分摂取で対抗する。ニコチンは抗精神病薬の効力を時には三分の一に下げる。薬には種類だけでなく個体差もある。医師に告げずに禁煙して失神した自験例がある。また私自身実験的自己服薬の場合に大量の水摂取で苦痛から脱出しえた。もし私が大量の処方を強いられて逃れようのない場合には必ずこの対処行動を取るであろう。私はこれに「味を占めた」からである。多くの水中毒の始まりはこれではないか。（中略）

服薬を遵守している場合も油断はできない。患者は強迫的心性あるいは医師に対する一種の意地（受け身的攻撃性）を以て長期にわたって大量服薬を自己に強いる場合がある。このような自虐的な例に症例検討会で遭遇するのは、私の実に悲しい体験である。

患者の薬物への対処行動のなかに透見できる複雑な心理について語られている。薬物には投与者（医師）がいて、服用者（患者）がいる以上、その薬効は純粋に生理学的・薬理学的にだけでは説明することができない。私はかねがね「精神療法を行なうには生物学的背景を意識し、薬物療法を行なうには心理的・生活史的背景を意識して」ということを行なっているが、これはあまのじゃくなのではなく、ゆえあってのことなのである。服薬にあたって、薬効に〈賛成〉させるということは、いかに大切なことか、そしていかに難しいことであるか。

「彷徨的処方行動」に類したものには状態の些細な変化に応じて薬物の量や種類を変える「過剰対応処方」もある。これは熱心で誠実で小心な医師が起こしやすく、また、治療を焦る患者、紹介患者、診断が難しい患者、回診などで上級医師から治療圧力を医師が受ける患者に起こりやすい。これは患者が「医師はある状態を非としてこれを殲滅させようとしている」と恐れ、「この状態は否定されるべき状態らしいが自分で消滅させようと思ってもできない、さあどうしよう」と無力感に陥れて途方に暮れさせ、さらには「医師は私（の症状）を処罰しようと手を替え品を替えて迫ってくる」と感じて追い詰められる場面さえ考えられる。治療はいちいちの症状を別々の薬でしらみつぶしにするものではない。薬物にはそれぞれの個性があるけれども、当り前の話であるが、いずれも患者の心身全体に効くのである。そしてのみ心地がよい時、また患者が〈賛成〉できる変化がいつのまにかもたらさせているのを患者がふっと気づく時、薬は少量で効き、コンプライアンスはよくなり、そして片々たる症状はいちいち「捜索殲滅作戦」などしなくてもいつのまにか消失しているものである。薬が合ったという感覚は医師の側にも「何かつかえていたものが流れ出した」という治療感覚となって実感されると私は思う。

しばしば、改善を認めれば、「朧を得て直ちに蜀を望む」ことになりがちである。すなわち、ただちに薬を増やしていっそうの改善を狙うが、これは不安定性を増大させて、治療がふりだしに戻る確率が多い。また、これは医師が改善をあせっているというメッセージを患者に伝えて、患者をいっそうあせらせる。一般に処方行動は医師のたいていの言よりも患者にとって信頼性の高いメッセージである。心しなければならない。逆に、改善をみたら直ちに減薬する医師もある。これは薬によってようやく獲得した安定を放棄することになることが多い。これは薬を悪として処方行動を「うしろめたく」思う「良心的」医師の落とし穴の一つである。

こちらは、処方者である精神科医の心理、とりがちな行動について触れられている。精神科医である評者は、これらのいちいちに深く首肯しないわけにいかない。これらの微視的・虫瞰的な観察は、まったく驚くべきものである。ここにもあるように、個々の患者に対する処方内容の遍歴ほど、その医師の意図・葛藤・迷い・腕を余すところなく表現しているものは他にない。逐一の紹介状にある曖昧にぼかされた、奥歯にものが挟まったような物言いより、よほど信頼できる情報である。また、それだけ処方というものが明かす事柄があからさまなだけに、医師はそれが他の医師に伝わることに、若干の怯えと緊張があるものである。ところで、評者はこれまでに幾度か紹介状のなかで、意図が判然としない、大層な混乱ぶりを示した処方に出合ったことがある。そのたびに「あなたも、前の先生もかなり苦労してこられたのですね」といって、患者に涙されたことがある。患者は治療が迷走していても、前医に恨み言ひとつ言うことはなかった。苦労を重ねた同行二人、やはりその歩みを尊重しなくてはならない。

医師に限らず、権威的強制を何よりも嫌う人であるか。(中略)ひそかに薬を減らす実験を時々しているフシがあっても知らんプリをしていてよい。困れば必ず来るからである。こういう人はしばしば「医師を出し抜いて治りたい」と思っており、それがこういう人の治癒へのよい動機づけであって、医師は決してとがめず、「出し抜かれ」れば「やられた」と大笑すればよい。私の経験では強迫症で治癒した場合に、この例が多い。

薬に限らず、何より「小鳥のように」おびえる人であるか。(中略)まさかと思われるかもしれないが、医師に対して明日は何を話そうか、何を聞かれるだろうか、そういう時にどう答えようかと思って、眠れない患者は意外に多い。宮崎隆吉の報告したところによれば一～二週ごとに全不眠を起こしている例の約半数は「面接前夜の緊張性不眠」である。必ず「みやげを考えずに手ぶらでいらっしゃい」と言っておくことが必要である。

強迫症はもっとも薬物が効果を奏する神経症圏の障害であるが(中略)服薬を始めたら治療は第一の関門を越えたということである。なぜなら、薬物という得体の知れない汚染物を体内に摂取することを許し、その作用に身を委ねることをみずからに許したからである。そうして、何ものかに「ゆだねる」ことは強迫症から抜け出すためにぜひとも獲得しなければならない姿勢だからである。

患者のタイプごとに、対処法を講じられている。ここには診察室の外での患者の行動に注意が払われている。飼いならされた犬のような忠実な患者を良しとする権威的な医師なら、面を食らうであろう。患者のささやかな〝たくらみ〟や〝悩み〟に思いを馳せ、そこに寄せるまなざしは本当に暖かい。

最後の強迫症患者の服薬受容についての記載を読んで、評者も思い浮かべたことがある。これは幻覚妄想がある統合失調症患者の例であったが、リスペリドンを用いて直接的に症状を軽減し患者が楽になるようにと狙ったところ、症状は軽減したもののその変化を受け入れられず、結局断薬に到ってしまった。その後、この変化自体への恐れを軽減しようとフルボキサミンを処方したところ、こちらのほうが楽になったとして結果先のリスペリドンも服用できるようになったのである。この場合、リスペリドンは北風、フルボキサミンは太陽になぞらえられようか。患者が薬物およびそれがもたらす変化に身を「ゆだねる」ことができるようになることこそ、極めて重要な治療の転換点なのだと痛感する。

私は特に神戸大学在任中、他院からの紹介患者を引き受けることが少なくなかったが、精神病院よりの紹介患者の処方はしばしば二ページにわたるものであった！こういう場合、だいたい一年にわたる減種減量計画を樹てるのであるが、どれも不可欠で、どれが消去可能であるかは「棒を立てて石で囲み、ある石を取って棒を倒した者が負け」という遊びに似て、まことにスリルのあることであった。

しかし、一見矛盾するようであるが、私は目に見えて間違っており、現に患者の苦悩を生んでいることが明らかな誤処方を例外として、決して、前医の処方を、薬理学的な高みから直ちに変更することはしない。いかに奇異な処方も前医の多年の苦心の結果である。前医の処方を尊重する姿勢は、現医の信用につながる。

かつて九州大学は抗精神病薬、特に時にレボメプロマジン（LP）の二g／日に及ぶ大量処方を行う傾向があった。これが今も行なわれているかどうかは詳らかではないが、単味大量療法方式をとったのは日本ではおそらく唯一、九州大学である。これに対して他の諸大学は多剤各少量処方の傾向があった。精神科医の処方行動も文化であるという例である。（中略）かつて九州大学の医師の処方行動をそっと観察したところでは、この方式はきめ細かな増減量に支えられていた。私はその合理性を知った。（中略）私もクロルプロマジン（CP）七五〇㎎まで錯乱を続けていた患者が八〇〇㎎で嵐が青空に変わるような変化を生じた経験がある。

中井は、直接自らが知らない治療文化についても、偏見をもたず、つぶさに観察する度量を持ち合わせている。またそれゆえ、新たな発見もあるし、別の可能性も開けてくるのであろう。治療文化を歴史的・地理的に相対化することは、自らの体験も相対化しなくてはならず、また全てを受け入れる柔軟性と圧倒的な学識がなくてはならない。それらの資質を兼ね備えた中井は、現代において稀有な精神科医である。

余談であるが、精神病院から時折送られてくる患者の処方は、その種類の多さ・分量の大きさにおいて、本当に驚くべきものがある。ただ評者には数年間精神病院での勤務経験もあるから、その歴史的経緯について斟酌すべき点もあり、荒唐無稽と言い切れない部分もあると感じている。とはいえ、これまで堆積されたその処方に果敢に挑み、減薬を試みたことも一度や二度でなく、大抵ははじき返され、ある程度までうまく減らせたことは稀であった。いつも減薬の際、病棟看護師に「積みあがった将棋の駒を崩落させずにひとつひとつ抜き取る作業をするから、心しておいてほしい」と了解を求めたものだった。比喩は違うが、中井が話していることと中身は同じである。考古学者が古代の埋没品を堆積層から取り出すときは、このようなものであろうかと感じる日々だった。

　私はこの薬（クロールプロマジン：・CP）に最初に接したのは治験の被験者としてであるが、一二・五mg錠剤内服で、苔寺の庭にような風景が目に浮かび、冷え冷えして醒めた心境になり、感情の振幅が狭くなったことを記憶している。その数年前の座禅経験を思わせるものがあった。次の機会は、三十二歳の時で、虫垂炎手術の術前処置として筋肉注射された。不安が軽くなり、「まあ、いいや、まかせる、どうにでもなれ」という気持ちになった。三度目の自己服薬は一九七九年で、二晩にわたって文章を書きつづけ（『西欧精神医学背景史』であった）、過覚醒になって頭の中がざわざわした。この時、CP一〇mgを内服すると、約十五分で一切の思考が停止した。これは苦しいものであって、無理にものを考えようとしても全然できなかった。患者が稀に抗精神病薬によって「白痴《ママ》にされた」と抗議するのは、これだと覚った。次いで思考はグリセリンのような粘稠な液体の中でもがく人のように苦しいながらも再開してきた。私は頭の中に血中濃度の減衰曲線のイメージを描きながら時間の経つのをひたすら待った。一時間後には思考がほぼ自由になった。過覚醒状態は消えていた。思考だけでなく感覚も身体にも自由感が戻り、周囲を新しい眼で見る思いであった。この経緯を最初の服薬時に患者に話すことがある。

　私がかつてアルコール症の治療に関与していたころ、レボメプロマジンの少量（五〜二〇mg）を使用していた。その理由は、この薬物の特異的な点は「眼の前にあるか手をのばせば取れるようなものに対して我慢すること」を楽にさせてくれるからである。一言にしていえば「おあずけ」が楽になるのである。

　ヒドロキシジン五mgの自己服薬体験では、軽い薬物譫妄状態もあるが、印象的なのは、道路を横断する時、自動車が向かってくるのに「よけなければならない」ことを意識しつつ行動に移せないことであった。一般に、この薬の存在下では、攻撃性や破壊性は意識に上るけれども実行に移せないのではないかと思った。なお、私が二五mgを服薬した時には、ただただ泥のような眠りに落ち込み、目覚め心地はヘドロをかきわけて上に出ようともがく感じだった。攻撃性の強い患者と適応のある皮膚科患者とで一〇〇mg以上、時には二五〇mgでけろりとしている人がいるのがふしぎである。同じく外胚葉である脳と皮膚との共通の問題であろうか。

〈リスペリドンは〉新味がない薬のように見えた。ところが、午後になって、私の机の上に「返事を書く気が進まないために何日も積んである手紙類」に対して次々に返事を書いている自分に気づいた。これは「嫌なことができるようになる薬」であった。正確にいえば「すれば事態が進行したり心理的あるいは現実的に良い報酬があるが引き止める気持ちもあってしたくない成分がある行動をするほうに踏み切らせる薬」である。「心理的静摩擦」を下げる薬であると言ってもよかろう。〈中略〉

「引き止める気持ちがあって、できればしたくない行動」の一つに自殺がある。果して自殺例が出て警告書がまわるようになった。〈中略〉

「行動への静摩擦を軽減する薬」「着手困難を乗り切らせる薬」としてユニークであると私は思うが、行動というものはそれこそ千差万別であるから、患者の行動全スペクトルの予測を必要とする。ベテランが慎重に使用する薬だと私は思う。

中井自身の服薬体験が生々しく語られている。評者はこれ〈精神科薬物の主観的服薬・投薬体験〉を〈官能的評価〉と呼んでいるが、体感をここまで精妙に表現しうる力は中井に特別なものであって、誰にでも求めることのできるものではない。評者はこの中井の〈官能的評価〉を参照しながら、実際の臨床現場で、薬物と患者の理解に努めてきたところがあるが、それらは幾度となく多大な力を発揮した。その後評者は、さまざまな人々〈精神科医および患者〉の〈官能的評価〉を収集し、そしてその編集に数年を費やしてきたが、それというのも圧倒的な感化力をもつこの中井の〈官能的評価〉と出合っておればこそである。〈官能的評価〉は何も努力せずとも自ずと生まれるようなものではない。その生成については、さまざまな精神力動を言語化できる思考の強靭さ・感受性の鋭さ・特有の言語感覚を要する。すなわち臨床力が試される。後世に大きな影響を与えうるこれだけの〈官能的評価〉こそが、何よりも中井の臨床力の証左であるというべきだろう。

本論では、中井の特色・魅力を凝縮したものとして、「薬物使用の原則と体験としての服薬」を取り上げた。本論に眼をとおされた読者には、ぜひ一度、この原著にあたってみてほしい。評者は、現在の日本の精神医療があまりに〈官能〉を廃絶したものになって、索漠とした情景を呈していることを憂えており、今後の精神医療の行く末が現時点のベクトルの延長線上にあることを危惧している。かつて、これほどまで豊かで濃密な〈官能〉が精神科臨床にもたらされていたことをもう一度振り返ってほしい。これは精神科医はもとより、一般読者にも願うことである。〈官能〉が根絶やしになり、臨床の土壌がやせこけてしまったなら、もう後の祭り、決して元には戻らない。いまこそ、中井が臨床の真ん中にいた時代を顧みるべきときである。

（「樹が陣営」33号より）

Ⅱ　中井久夫の臨床をめぐって

私が出会った中井久夫先生

伊藤研一

「執筆依頼が来ると、私はまず、折口信夫が弟子にかねがね『心踊りのしない文章を書くものではないよ』と言っていたことを思い出す。しない時は勇気を奮っておことわりすることにしている。」「『心踊りする文章』を心がけたい」[1]の始まりの部分です。ひるがえって私は「伊藤さんは、歯磨きのチューブのように絞れば何か出てくるよね」と言われていました。どうも私は体質的に「(中身が少なくなった)歯磨きのチューブ」イメージに親和性があるようです。それにしても、やはりとんでもない仕事を引き受けてしまったとの後悔を拭いきれません。謙遜でも何でもなく私のような浅学非才の徒に「中井久夫の仕事」について書くなんて、一目散に逃げだしたいところです。直弟子ではありませんし、個人スーパービジョンを受けたこともありません。二回ほどお会いして教えていただいたことがあるのと、二回講演をうかがわせていただいたこと、あとは著作との出会いがあるだけです。しかし、一度引き受けた仕事ですし、執筆予定者を見ると私の後輩や教え子がいるではありませんか。引き受けた仕事の責任を果たさないでは顔向けができません。とにかく中井先生について心に浮かんでくることから始めてみましょう。

反精神医学系統の団体が主催した講演会での中井先生――抗議した患者さんが落ち着く

記憶の中ではじめて中井先生と出会ったのは、二十年以上前にさかのぼります。東京で開かれた、ある反精神医学系統の団体が主催した講演会での中井先生です。その頃勤めていた教育相談所の同僚と一緒に行きました。それまでに私は京都大学の心理相談室で出していた事例研究の中井先生のコメントを読んでいたくらいでしょうか。

残念ながら、講演の内容は記憶に残っていません。強烈に記憶に残っているのは質疑のときのことです。おそらく精神科の患者さんだろうと思いますが、すっくと立って中井先生の講演内容とはまったく関係のない話で、「いかに自分は精神科医にひどい目にあったか」という話を感情的にえんえんと話し始めたのです。聞いていた私は「うわー、どうするんだろう」とはらはらしていました。しかし、中井先生は驚くふうもなく、うなずきながら穏やかに耳を傾けていました。そうするとしばらくしてその方はすっと席についたのです。そのようすを見ていた私たちまでも肩の荷がふっと軽くなるような感じがして帰途についたことを覚えています。

「壺イメージ療法」研究会での中井先生
——「この人の自己臭は幻嗅ではないかもしれないよ」

その頃私はある大学の学生相談室に勤務していました。そこでスーパーバイザーから田嶌誠一氏（現在九州大学教授）創案の「壺イメージ療法」について聞き、この技法を私の自己臭恐怖（自分のからだからいやなにおいが出ていてそれが周囲に迷惑をかけていると感じ、人前に出ることが怖くなる対人恐怖の一種）のクライエントに適用したところかなりの効果があったという経験をしていました。

しばらくして田嶌先生がクローズドの研究会を開くということになり、田嶌先生が当時勤務していた広島修道大学にうかがったのです。そのとき、中井先生が呼ばれて参加されていました。そのときの中井先生のコメントは『壺イメージ療法』（創元社）に載っていますが、私の事例に対するコメントで特に印象深かったのは「この人の自己臭は幻嗅と考えなくてもいいかもしれないね」というものでした。「不安のにおいっていうのがあるんですよ」「リルケの『マルテの手記』にも出てくるんだけど」「精神病棟に入ると独特のにおいがあるでしょ」「人が怖いから、これ以上近づくなっていうために出すにおい」「だいたい生臭いにおいなんだけどね」とさらさらっとおっしゃったのです。それまで読み漁っていた文献から「自己臭」というのは「においが出ているという妄想」であると思っていた私は目を見開かれた思いがしました。中井先生がおっしゃるような考えはクライエントの体験にもっと近づこうとするものだと感じました。さらにクライエントが描いた「月と星と地球」という描画に対しても「このくらい離れたら、自分のつらさも小さく見えるだろう」という自己慰撫の試みかもしれないねとコメントされました。

「学習不振児に対して心理教育的援助を行なった事例」研究会での中井先生

極度の学習不振を示した小学生に心理療法的かかわりを基盤にしながら学習援助を行なった事例を私が発表させてもらいました。私がかかわる前は、別の心理相談機関で一年間箱庭療法を中心にした治療を受けていて、別に家庭教師もついていましたが、目立った効果がなく、治療者の転出をきっかけに紹介されたクライエントでした。

私がそのクライエントとともに「楽しく勉強し、わかる経験」を積み重ねるうちに、学習不振は改善し、母親のかかわりで問題であった過干渉も、紹介した内観療法で解決にいたったという事例でした。私は、どんなコメントをされるのだろうという不安を感じていた半面、正直にいって多少得意になっていました。

中井先生は、私の努力や工夫を認めてくださりながら、私のそういった側面を感じたのだろうと思います。「あなたがかかわる前に一年間行なった箱庭療法で蒔かれた種が芽を出したのかもしれないね」とコメントされたのです。

さわやかな風が吹いたように感じました。ちょっと考えると得意な気持ちに水をさされたように感じて不思議はないのに、なぜだかうれしかったのを覚えています。

と、ここまで書いてきて、さらに私が読んだ著作の内容をいくつか思い描いてみるといくつかの「見出し」が浮かんできます。

その一――情《じょう》に裏打ちされたプラグマティズム

患者がはじめて服薬する際の不安に配慮して、中井先生は「医師が連絡できる場所にいること、連絡法を告げることも必要だろうが、患者の不安が大きい時や、薬効が明確に予言できぬとき、その他何らかの意味でリスクの見込まれるときは、薬の効果が一通りあらわれ、出つくすまでの時間、端的に医者がそばにいることを告げることが可能であれば、それにまさるものはない。このために私は外来のベッドを活用してきた」(「服薬の心理と合意」[2])

精神科の薬をはじめて飲む不安は、風邪薬を飲む場合とはわけが違います。薬を飲む「主体」が不安定になっているのですから、薬によって洗脳されるのではとか、自分が自分でなくなるのではとか大変な不安を感じるでしょう。そのとき、処方した医師がそばにいてくれたら、それは安心でしょうし、治療も良い滑り出しをするでしょう。つらい思いをして、やっとのことで精神科の敷居をまたいだと思ったら、とっても事務的な対応をされて「こんなところに来るんじゃなかった」と思った私の知り合いが何人かいます。

またうつ病の治療について患者に「せっかく病気になったのだから、少し生き方を変えたらどうでしょう。もうちょっとゆとりのある生き方をしてみたら再発から遠ざかるかもしれません。一般に〝治る〟ということは、精神科では〝元に戻る〟ことではありません。〝元に戻る〟と、いつ再発するかわからない不安定な状態に戻ることになりますね」と告げると書いています。[3]この内容は私自身、自分のクライエントに何度か使わせてもらったところ、いつも「なるほど!」と納得してもらえて助かりました。

ほかにも(出典がわからないのですが)休職していた(あるいは失職していた)クライエントが復職する際には「これは実験だと思ってください。続かなかったら、まだ早すぎたか、仕事が合わなかったかで、そういうデータが集まるわけですから、実験は成功したわけです」と伝えるなど(これも出典がわからないので正確な引用ではありません)。妄想症の患者に対して、タイミングを見計らって「あなたは自分がお人好しだと思っているのではないか。だから用心していないと弱みにつけこまれると思うのではないか。でもお人好しで通したほうが実際には安全ですよ」と告げてみたらの提案。これはまさに現在進行形の私のケース理解とクライエントの支持に役立っています。

こうした知恵の宝の山が「こんなとき私はどうしてきたか」[4]にもあります。

その二——それはまさに「博覧強記」

このことについてはつとに有名であり、ここで付け加える必要はないようなものですが、私の中で中井先生を思い描く上でどうしても出てくるので書いてしまいます(この記憶も正確ではないかもしれません)。中井先生と数人の方が話し合っている席で、中井先生は「関西のけやきは関東より小さい(もしかすると逆かもしれません)のはなぜだか知っていますか?」と問いかけます。「なぜ」といわれても、そもそも関西のほうが関東よりけやきが小さいかどうかすら知りません。「なぜかというとですね。関西は地表の比較的浅いところに岩盤があって根が伸びないんです。けやきは根が張っている長さに応じて、大きくなるんです」。このような臨床とは直接かかわらない知識から、「兄弟は六人以上になると親との相互作用よりも兄弟間の相互作用のほうが大きくなる」というような家族理解にかかわる知識まで、膨大な量の知識が中井先生の中には詰まっているのです。私は次から次へと湧き出てくる中井先生の話をうかがっていたら、自分の頭蓋が内側から押し上げられるような体感が出てきてびっくりした覚えがあります。こういう感じは私だけかと思っていたら、神田橋條治先生も「中井先生とお話ししていると、図書館の本棚が、うわーっとこっちへ倒れてくるような感じがするね[5]」と書いてあったので少し安心しました。

その三――ゆるぎない謙虚さ

私のような人間が「謙虚さ」ということばを中井先生に用いるのは失礼なことは重々承知しています。しかし、私からするとこれほど突出した能力を持っている人がどうしてこれほど恬淡としていられるのだろうというのは大きな不思議です。私などはすぐにいい気になったりがっかりしたりの繰り返しをしていますから。それでも次の中井先生のことばには襟を正す気持ちに自然となります。

「事例として話した人（患者）には、そのあと何か病気になったり、予測しなかったことが起きうる」「精神医学に多くの貢献をした患者の予後は必ずしもよくない」「精神科医に多くを明け渡した患者も生きてゆく上で重要な何かを失うのではないかという恐れを私は持っている」「私は若いときから症例報告という逆転移的な行為の悪性度を下げようといろいろ腐心してきたが、振り返ってみると、症例報告をしなかった症例の予後のほうが一般によい。これは私だけのことであればよいのだが[6]」

その四――あまたの錚々たるお弟子さんたちとつながり

今回の執筆予定者のお一人である滝川一廣先生もそうですが、中井先生のもとで育たれた立派な方たちがたくさんいらっしゃいます。しかもそれぞれの方がそれぞれの道でのびやかにご自身の道を歩まれているように思われます。ふと私の中に故佐治守夫先生の葬儀のときにある先生が述べられた弔辞が浮かんできました（これも私の危うい記憶にもとづくものなので正確ではありません）。「佐治先生は来談者中心療法の日本におけるパイオニアであった。しかし、カリスマではなかった。カリスマとは、周囲がいつもその顔色をうかがっている存在である」。もちろん「カリスマ」の定義がいかなるものかが大事なのではなく、いわんとするところは伝わってきます。その意味で中井先生もお弟子さん達にとって「カリスマ」ではないのではと思わせられます。「カリスマ」ではないけれど、お弟子さんたちは皆師匠を心の底から尊敬し、慕っています。それは「治療のテルモピュライ」(7)にもあらわれていますし、阪神淡路大震災のときの記録にも如実にあらわれています。

「『松尾クンッ、とにかく医者が足りない！　たった今から精神科医を。そう二人！すぐに発進させてくれっ、イマスグッ！！』結局、中井先生からの電話はそれだけであった。」「『中井先生が大変だっ！！』すべてがこれだけで始まった。地震が大変なのではなく、神戸の街や大学病院が大変なのでもない。ただ、われわれにとって、まずは中井先生が大変なのであった。(8)」

中井先生もお弟子さん達に対して深い慈愛をもって接していたように見受けられます。早世された安克昌氏への追悼文にはふだんは秘められているであろう教え子に対する思いがあふれています。「乞われて（安氏の報告『心の傷を癒すということ』への）序文を書いた私は『安克昌はナイスな青年であり、センスのある精神科医であり、それ以上の何かである』と書き始めた。たしかに君はナイスであり、センスのよいプロであったけれど、さらにそれ以上の何かだった(9)」

一抹の羨望を感じながら、このような師弟関係が現にあることの暖かさを感じます。

1）中井久夫（1995）『家族の深遠』みすず書房
2）――（1982）『精神科治療の覚書』日本評論社
3）中井久夫、山口直彦（2004）『看護のための精神医学第2版』医学書院
4）中井久夫（2007）『こんなとき私はどうしてきたか』医学書院
5）神田橋條治、滝口俊子（2003）「中井先生という天才」『不確かさの中を』創元社
6）中井久夫（2006）「村瀬嘉代子さんの統合的アプローチに思う」『心理臨床という営み』金剛出版
7）星野弘・滝川一廣他（1998）『治療のテルモピュライ――中井久夫の仕事を考え直す』星和書店
8）中井久夫（編）（1995）『1995年1月・神戸』みすず書房
9）中井久夫（2005）「安克昌先生を悼む」『時のしずく』みすず書房

（「樹が陣営」33号より）

II　中井久夫の臨床をめぐって

翻訳と臨床の出会うところ《ミーティング・プレイス》

内海新祐

精神科臨床や心理臨床など、対人援助の実務は翻訳に似たところがあるのではないか、とときどき思ってきた。もちろん、両者には重なり合わないところもある。すぐれた臨床家ならすぐれた翻訳家になれるというものでも、また逆に、すぐれた翻訳家ならすぐれた臨床家になれるというものでもない。だが、対人援助の臨床には翻訳家的なセンスや態度が要ると思う。「すぐれた臨床家にはすぐれた翻訳家的側面がある」くらいは言ってよいように思う。

翻訳と臨床、似ていると思われるところをいくつか挙げてみる。

まず、そのままでは一般には意味が通じないものを、共有可能なものに直して通じ合うようにするところが似ている。また、そのためにまず、相手の言わんとしているところ、相手が表現しようとしている世界を勝手に捻じ曲げることなく、そのままに受け取ることが求められる点も似ている。そして、自分の意見や主張を括弧にくくり、自分の個性などは極力出ないようにと努めながらもなお、相手の声を受け取り伝えようとする際に、自分の色がついてしまうのを免れないところも似ている。さらに言えば、「翻訳なんて、本当にはできない」、「他人の心を分かることは、本当にはできない」などと、原理的な不可能性を言われながらも、それでもやるところが似ている。

まだ挙げられるかもしれないが、とりあえずこのくらいにして、これらの類似点をそれぞれもう少し丁寧に見てみる。

まず、「意味の共有化」であるが、臨床事例の検討において、「『症状』や『異常行動』、『問題行動』にはすべて意味がある。それらは言葉にならない（できない）患者の訴えや思いが表現されたものなのだ」といった観点が採られることは多い。精神障害や発達障害を持つ人の理解しがたい言動は、周囲にとって、またしばしば当人にとってさえも、ただ厄介な「症状」や「異常」にしか見えていないことが多い。だが、それらが本人特有の不安や恐れの表われであるとか、あるいはそれに対する本人なりの対処行動であるとか、そういった「意味」を見出し、そしてそのように見出した意味を患者本人や周囲と共有することで、患者の生きやすさは格段に変わる。臨床はそうした営みの繰り返しである。臨床家は、相手のことばやふるまい、服装や雰囲気などの有形無形の「テキスト」から、そこに含まれる「意味（メッセージ）」や「声（ヴォイス）」を聴き取り、共有しやすい言葉に訳出し、「自分と患者の間」や「患者内部の世界の間」や「患者と周囲の間」とに橋を架けているともいえる（もっとも、臨床の場合、「テキスト」は「訳者」の所作・ふるまいの影響を受けて変容する、彼我の相互作用の産物であるという側面も勘案する必要があるけれども）。これは通常、「理解」とか「解釈」とか言われるものであるが、そもそもどんな「理解」や「解釈」も、必ず「翻訳」的側面が含まれているといえるだろう。「私たちはたえず翻訳をやっているともいえる。相手のことばを、彼がこういっているのはこういうことだなと。それは解釈で翻訳じゃない？　実は解釈と翻訳はひとつづきである」（中井、2006）。古い話だが、アメリカの精神科医ベッテルハイム（1968）も、子どもの情緒障害の治療に寄せてこう述べていた。「われわれに求められていることは、あたかも古代の巻物を壊さずに開き、判読するにも似ています。しかも、これらの巻物は45種類のそれぞれ異なる言語で記されており（筆者注：ベッテルハイムの治療の場は45名の子どもが暮らす寄宿制の施設であった）、その言語についてはわれわれはほんの数語を知るのみで、残りの単語全ては勿論、なんら文章の構造についての手懸り、文法を知らない状態にあると申せましょう。しかしわれわれはやがては、この言語をその抑揚や韻律に到るまで、当の子ども自身より上手に駆使できるようにならねばなりません」。

このように、「理解」「解釈」は一種の「翻訳」的側面を持つといえるが、翻訳者がテキストを勝手に捻じ曲げ、牽強付会的な訳し方をしてもらっては困る。翻訳に正解はないといえ、誤訳はある。「誤訳とは何か」という問題は思うほど簡単ではないとしても、やはり誤訳はある。誤訳による通訳は、臨床なら単なる〝迷惑〟では済まされない患者の不幸に繋がることがあるし、国際関係なら戦争に繋がることさえある。

ゆえに「相手の世界をそのままに受け取る」ということ

が要請されるわけだが、これに関連して、作家の村上春樹（2000）が、翻訳家であり大学教師でもある柴田元幸との対話の中で次のように述べている。柴田が「村上さんは人前でご自分でお話をなさるより、人の話を聞くほうが好きだということをおっしゃっていましたけど、翻訳をするということと、話を聞くということと、けっこうつながるんじゃないですか」と問うのに応え、「うん、ほとんど同じですね。小説を書いていると自分の中の声というのをある程度どんどん外に出していかなくちゃいけないわけですよね。ところが翻訳だと、ほかの人の声のなかにスーッと静かに入っていけるところがあるんです。だからやっぱり、翻訳に向く人と向かない人がいるんですよね。じっと人のヴォイスに耳を澄ませて、それは静かな声なんだけど聞き取れるというか、聞き取ろうという気持ちのある人、聞き取る忍耐力のある人が、翻訳という作業に向いているんだと思います」と。村上は他の箇所でも「英語に『他人の靴に自分の足を入れてみる』という表現がありますよね。実際に他人の身になってみるということなんだけど、翻訳って、いうなればそれと同じです」と語っている。

同様に、フランス現代思想の研究者である内田樹（2007）もこうした村上の見解に同意する文脈で、「翻訳をする、とはある意味でそのひとに『憑依する』ことである」と述べている。これはもう、カウンセリングでいう共感的理解とほとんど同じと考えられる。カウンセリングの業界において「共感的理解」といえば、昔も今も、良くも悪くもロジャーズが取り沙汰されるが、彼によれば「クライエントの私的な世界を、あたかも自分自身のものであるかのように感じ取り、しかもこの〈あたかも…のように〉という性格を失わない」のが共感的理解である。「憑依する」ほどのコミットの仕方で「他人の身になって」「じっと人のヴォイスに耳を澄ませ」「聞き取る」こと。これはカウンセリングを学ぶ者が必ず叩き込まれる（しかし具現化はむずかしい）ことがらでもある。

このようにして相手の表現する世界をありのままに受け止め、それを他者に伝えようとしても、どうしても受け取り手の癖のようなものは出てしまう。同じ患者に対して、精神科医の中でも精神分析家は精神分析的な観点から患者の言動を「翻訳」するだろうし、生物主義的アプローチをする精神科医は主として脳科学的視点から患者の状態を「翻訳」するだろう。それぞれ「誤訳」ではないとしても、両者から伝わる患者像はずいぶん異なったものになるに違いない。もっとも、それがそれぞれ妥当なものであるならば、そうした差異を超えて、両者に対し〝本質を突いている〟という納得感が共に生じるであろうが、そうであるにせよ、理解し説明する言葉や文体は、自身が拠って立つものに多かれ少なかれ影響される。というか不可分である。このあたりの機微を、児童文学の評論・翻訳をおこなっている清水真砂子（2006）が次のようにいっている。「……とにかく黒衣に徹したいと思います。私が邪魔をしないで、原作者の声をできるだけそのまま読者に伝えたい。変な注釈を入れないように、変な声を入れないようにしよう。邪魔しないようにしよう、と、できるだけ影を薄める努力をします。でも、私が使う日本語は、さっき申しましたように、私が育ってきた中でひとつひとつ身に付けてきた日本語なんですね。それを使いながら、一方で自分を消せというのは、とうてい無理なことで、どうしても自分が出てきてしまう。」

ゆえに、翻訳不可能論、「他者の理解」についての不可能論も出てくるわけである。そして、そういわれてしまえば、それはそうだろうと思う。確かに、訳文を得意気に語られたり、人の心が分かるなどとしたり顔で語られたりすれば、「それはその国の言葉による味わいと本当に同じといえるのか」「それは本当にその人の心そのものだといえるのか」といいたくもなる。だが逆に、「そうでなければ意義はないのか」と問われると「そんなことはない」といいたくなる。それが虚ろな主張でないことは、翻訳された詩句に心を動かされる人、「分かってもらえた」と実感し救われる人が確かにいる事実が示しているが、これを信じ続けるには意思と努力が要るであろう。「翻訳家はきまじめで目立とうとしない『仲介者』である。ほんとうの自分はどこかというおぼつかなさと所詮にせものさという内部の声にさいなまれる仲介者である」「訳詩者は『それでもなお』と言い続ける存在である」と中井久夫（2005）はいう。臨床家にも同じことがいえると思う。

翻訳と臨床における以上のような類比を考えながら、私は精神科医・中井久夫の「すぐれた翻訳家的側面」へ思いをめぐらせる。中井の代表的な仕事に精神分裂病（今は統合失調症）の治療論があるが、これなどは患者の言葉や文化に身を沈めながら（中井（1997）の表現を借りるなら「濡れ」ながら）聴き取ったヴォイスが中井的翻訳により公共化されたものといえると思う。それがどのように「病的状態にある人」と「周囲の人間」との間に橋を架けたか、私的体験を示そう。私はかつて、思春期女子が発病過程を突き進んでいくのを目の当たりにしながら、中井の『精神科治療の覚書』を祈るような気持ちで持ち歩いていたことがある。彼女は初め、「おや、ヘンだな」くらいの徴候を散見させるくらいであったが、やがてある時点から日ごとに眠りの質が削られ、雰囲気は緊迫したとげとげしいものになり、実際の言動からも刻々とゆとりが奪われていった。被害的色彩を帯びた認識は、妄想と呼べる域にまで達しつつあった。彼女の精神がただごとでない状態へと向かっていることは疑いがなかったが、彼女の中の何と手を結べるのか、どのようにしたら精神科的治療に繋いでいけるのか、生活施設の職員である私たちは、その方途を見つけあぐねていた。そのとき持っていたのが中井の本である。ページは繰らなくとも常にバッグの中にあるお守りであった。私たちは、彼女が良い眠り心地、良い目覚め心地を得ていないであろうことを見て取り、そのような身体の実感なら彼女とも合意できそうに思った。また、正体の分からない焦り、考えようとしても考えようとしても思考が入り乱れ、考えがまとまらない口惜しさや歯がゆさなどにも想像をめぐらせ、その感覚とも繋がれそうに思われた。実際、それはある程度ではあるが可能であった。「なんだかうまく考えることが出来ないで苦しそう。それは、うまく眠れていないこととも関係があるかもしれないよ」という言葉にはかすかに頷いた。彼女が精神科受診を受け入れ、入院に至るまでにはまだまだ苦労しなければならないことがいくつもあったが、彼女側の困惑とささやかながら繋がれたことは、医療へ繋がるためのよすがになったと思う。中井の本が伝えたヴォイスが彼女の状態を慮る想像力の糧になり、私たちを支えた。

中井はまた、「風景構成法」という臨床描画法を開発した治療者としても知られている。これはアセスメント技法と治療技法が表裏一体となった描画法だが、一枚の絵が伝えるヴォイスを聴き取る力が要請されるこの種の技法を開発したところは、中井の「翻訳者的側面」——ことに中井が五〇代になって手がけるようになった現代ギリシア詩の訳詩者としての——の面目躍如という気がする。中井は自身の訳詩のプロセスに触れ、「二つの言語、特に二つの詩——原詩とその訳詩——の言葉は、言語の深部構造において出会う」「ここにしか、二つの言語、特に詩の訳のための二つの言語のミーティング・プレイス（出会いの場所）はない」と述べている。中井はこの「深部構造」を、文法だけでなく、「音調、抑揚、音の質、さらには音と音との相互作用たとえば語呂合わせ、韻、頭韻、音のひびきあいなどという言語の肉体的部分、意味の外周的部分（伴示）や歴史、その意味的連想、音と意味の交響、それらと関連して唇と口腔粘膜の微妙な触覚…（中略）…音や文字の色感覚を初めとする共感覚」、「喚起されるリズムとイメジャリーとその尽きせぬ相互作用」、そして「それらの要求水準とでもいうべきもの」としているが、絵と言葉はどこで出会うであろうか。「二つの詩」とまったく同じではないかもしれないが、わりと近いところにあるような気はする。「二つの詩」や「絵と言葉」だけではない。中井は、日頃の診察においても、この訳詩に使われる「ミーティング・プレイス」が使われていることを示唆している。「面接の時と同じく、詩の暗誦においても、どこかの部分が暗誦しているうちに自然に日本語に変わってしまう。どうしてかは私には分からない。私は私の中の『言葉のミーティング・プレイス』を信頼してこの作業を遂行する」「なるほど、この過程には、精神医学的面接において構造が浮かび上がってくるのを待つのと同じ忍耐が必要である」と。繰り返しカルテ（詩）を読み、暗誦し、筆写する。強引な意味づけや性急な解釈をもとに安易な言葉をあてがうのではなく、相応しい言葉が「浮かび上がってくるのを待つ」。ここにも臨床と翻訳の似た性格が示されているといえるだろう。中井が患者や精神科治療について語る言葉の一定量は、たとえ論文の言葉でも、このような、訳詩の言葉が生み出されるのと同じ場所に由来しているのではないかと私は思う。私は中井の論文にしばしば助けられてきたが、中井の論文は要約し難いとつねづね感じてきた。論旨は要約できるとしても、すれば確実に失われてしまう文の香気。中井論文の読後、こころに留められ実際の助けになったのは、論旨や結論的主張である以上に、文中の片言隻句であった。思うにそれは、使われている言葉が訳詩の言葉と同質のものであったからではなかったか。

ところで、臨床が翻訳的側面を含むものであるなら、臨床の腕の向上も翻訳の腕の向上とどこか通じ合うところがあるかもしれない。精神医学や臨床心理学などの専門書片手に、そればかりを頼りに患者の状態を云々しているうちは、参考書片手に行なわれる受験生の固くぎこちない英文和訳答案に似た段階といえるのかもしれない。その国の言語に通じる王道は、やはりその言語・文化の中に飛び込み、「濡れる」ことであるに違いない。といっても、あまりにぺらぺらな人は全くその国の発想になりきってその国の代弁者になり、仲介者、伝達者になれないそうで、たとえば日米技術移転においては「ほどほどの英語で手真似足真似を交え汗を流して相手に伝えようとする人が最も適任」（中井、1997）なのだそうである。これは、治療者が患者の文化やことばに身を染めながら、しかし患者にはならず治療者としてあり続けることでその本来の役割と責任を果たせる、という事実に通じるところがありそうである。このあたりの翻訳家的センスの保持が、臨床技能向上のひとつのかんどころかもしれないと私は思うのだが、さてどうであろうか。少なくとも中井久夫は、このセンスを活かしながら臨床の腕を磨き、また実際の訳業を成してきた人のように私には思われる。

〈引用・参考文献〉

○ベッテルハイム（村瀬孝雄・村瀬嘉代子（訳））（1968）「愛はすべてではない」誠信書房 p.12. ○村上春樹・柴田元幸（2000）「翻訳夜話」文春新書 p.38-39、p.111 ○中井久夫（1982）「精神科治療の覚書」日本評論社 ○中井久夫（1997）「訳詩の生理学」『アリアドネからの糸』みすず書房 p.249-251、257. ○中井久夫（1997）「詩を訳すまで」『アリアドネからの糸』みすず書房 p.225. ○中井久夫（2005）「須賀敦子さんの訳詩について」『関与と観察』みすず書房 p.285. ○中井久夫（2006）「翻訳って何?」『樹をみつめて』みすず書房 p.242. ○清水真砂子（2006）「『ゲド戦記』の世界」岩波ブックレット683 p.26. ○内田樹（2007）「村上春樹にご用心」アルテスパブリッシング p.32

（「樹が陣営」33号より）

Ⅱ　中井久夫の臨床をめぐって

統合失調症という生き方——中井久夫のまなざしから

栗田篤志

1

患者に対するときは、どこかで患者の「深いところでのまともさ」を信じる気持ちが治療的である。信じられなければ「念じる」だけでよい。それは治療者の表情にあらわれ、患者によい影響を与え、治療者も楽になる。[1]

わが国の精神科臨床にたずさわる人々のあいだで、「中井久夫」の名を知らぬ者はほとんどいないだろう。けれどもその一方で、中井の臨床的叡智を日々の実務の糧としている者は、いったいどれほどいるのだろうか。個人的な想い込みにすぎぬかもしれないが（そうであってほしいが）、中井がものした珠玉のようなことばの数々に、いまだ一度もふれたことのないという精神医療従事者の数は、存外多いのではないかという気もする。

ひょっとすると状況は、かつてのアメリカにおけるハリー・スタック・サリバンに似ているのかもしれない。二〇世紀前半のアメリカ——まだ抗精神病薬もなかった時代——を生き、統合失調症の治療者として比類のない業績を残したこの孤高の精神科医は、中井の手によって日本語によみがえり、本邦の精神医学界に大きなインパクトをもたらした。[2] ところが、当のアメリカにおいては、サリバンの思想が普及し、継承され、深化することはついになかったという。[3]

サリバンを受け継いでいたならば、アメリカ精神医学はきっと——治療者にとってはもちろん、何よりも患者にとって——現在《いま》よりもずっと実り豊かなものに変わっていたであろうに。

日本の精神医療は、アメリカと同じ轍を踏んではなるまい。だから、駆け出しの精神科医には『精神科治療の覚書』をいつもたずさえていて欲しい。看護師をはじめとするパラメディカルスタッフには、仕事中いつでも手に取れるところに『看護のための精神医学』を置いて欲しい。患者との関係に疲れた時や治療に行き詰まりを感じた時には、患者の病理を穿鑿する前に、『こんなとき私はどうしてきたか』をそっとひもといてみてくれたらと思う。そして願わくば、日本中の精神医療関係者それぞれが、抜き差しならない日々の仕事の拠りどころとして、各自の胸の裡に想い想いの中井久夫像を抱いてくれんことを。

もっとも、操作的診断、アルゴリズム、そしてEBMが三種の神器のように重宝される現代日本の精神医療において、このような臆見は一笑に付されてしまうかもしれないけれど……。

現場に身を投じる多くのこころある実務家のあいだには、中井の思想がしかと根づいているであろうという「深いところでのまともさ」を「念じ」つつ、本稿では、その多岐にわたる仕事の中核をなす統合失調症を主題に選んでみたい。中井のまなざしをなぞりながら、統合失調症者の生のあり様を素描することができればと思う。

とはいえ、「中井久夫の世界を視野に納め得ると夢想するのは、笑止の沙汰」[4]であり、不遜な企てには違いない。したがって本稿は、一介の中井久夫ファン、という〝葦のずい〟の視点から、遥か彼方の〝天上〟を覗き見るがごとき試みに過ぎないことを、あらかじめお断りしておきたい。

2

……たまさかの治療場面で治療者の感じる、慎しみを交えたやさしさへの敏感さにあらわれているような――きわめて表現しにくいものであるけれどもあえていえば――一種の「心の生ぶ毛」あるいはデリカシーというべきものをこの人たちは失っていないように感じられる。[5]

分裂病の人のどこかに「ふるえるような、いたいたしいほどのやわらかさ」を全く感じない人は治療にたずさわるべきでしょうか、どうでしょうか。[6]

統合失調症について何事かを語ろうとするのであれば、そもそも「統合失調症とは何であるのか?」から問いを起こさねばなるまい。現在の精神科における一般的認識によれば、目の前の患者の言動（症状）を観察し、操作的診断マニュアルをつき合わせながら、ある一定の基準（例えば、幻聴、妄想が○カ月以上、など）を満たせば統合失調症という診断がくだせる、ということが一応の合意になってはいる。そして、こうした種々の症状を出現せしめている背後には、中枢神経系における何らかの生化学的異常が——残念ながら今はまだ見つかっていないけれど——存在しているに違いないとの認識も暗黙裡に共有され、その物質的基盤を見いだすべく生物学的研究が今日の精神医学のメインストリームを形成している。

　ここでは診断基準の内容の妥当性云々について、あるいは背後に想定される生物学的機構がいかなるものであるかについての検討は避けたい。なぜならば問題はむしろ、それ以前のところにある、と思われるからだ。すなわち、まず問われなければならないことは、（統合失調症と限らず）精神疾患の「診断」とはいかなる行為なのか、であろう。

　中井によれば、精神疾患の分類とは「家族類似性」という概念で把握されるべきものであるという。「家族類似性」とはつまり、父と兄は鼻と目が、父と娘は目と口が、母と兄は口もとと耳たぶが、兄と弟は鼻と口もとが似ているが、しかるに必ずしも家族全員に共通する類似点は見いだせない、という発想からの譬えであり、各個体に通有の共通項を要請しない分類概念を意味する。[7]「口もと」という観点でくくれば母と兄と弟が同じ分類に属することになるが、「鼻」という観点に立てば父と兄と弟が同じ分類に属することになる。つまりこの場合、分類の仕方は任意に決まることになる。

　精神疾患がこのような特質をもつとするならば、精神医学的診断とは、それを捉える主体の視点のとり方いかんによって無数の多様性をはらむものとなろう。実際、DSMなるワールド・スタンダードが公にされる以前には、同一の臨床像であっても各国により、さらには一国の中でも地域や精神科医の年代などさまざまな変数により、診断は微妙に（時には著しく）異なるものであったらしい。

　世界のグローバル化が進むなか、主として研究者間相互の伝達可能性という観点から、世界共通の診断基準を普及させる必要性に迫られて産み出されたのがDSMであったけれど、そもそも原因を排して出来うる限り〝客観的（表層的）〟な症状の羅列による診断を旨とする方法を採ったにもかかわらず、それら諸症状に共通する何らかの本質（物質基盤）を求めんとする今日の研究志向は、方法的な矛盾をはらむとはいえまいか。生物学的研究が、統合失調症の分子マーカーとおぼしき物質の数々を〝発見〟し続けながらも、それぞれのデータが意味するところは互いに懸隔しこそすれ、いっこうにその原因に迫りえないという現状は、論理的には必然性をもつといえるだろう。

歴史を振り返れば、近代精神医学はその黎明期より、統合失調症が〈脳の病気〉であることを「証明ぬきで仮定」[8]してきた。しかしながら、それから一世紀以上を経過した現在、その「仮定」はなお証明されえぬままにある。もしかすると、統合失調症に特異的な物質基盤は、どこまで技術が洗練され、どれほどエレガントな実験に成功しようとも到達しえない砂上の楼閣にすぎぬのかもしれない。かりに原因が突き止められたとしても、その時には統合失調症はもはや精神疾患ではなく、かつて進行麻痺や癲癇がそうであったように、身体（神経）疾患として精神医学の臨床から姿を消す運命を辿ることになるだろう。

もとより、精神疾患の診断は身体疾患の診断とは本質を異にする。つまり、精神疾患とはどこまでいっても時代や文化（社会）、そして私たちのものの見かたとの関数であり、それは客観的・自然科学的な認識（診断）というよりも一種の社会的な「判断」と呼ぶ方がふさわしい[9]。結局のところ、「臨床家には、分裂病と呼ばれる「病人」、その集合体から抽出された分裂病という精神病理「現象」、治療によってそれが消褪（病人が回復）し得るという「事実」しか存在しない」[10]というのが、客観的現実であろう。このことは、心因論に与するかどうか、あるいは薬物の効果をどう解釈するか、といった問題群とは関わりのない、冷厳な事実認定にすぎない。そして科学とは本来、ここから出発するしかないと思う。

それでも、〈統合失調症型〉としか呼びようのない特異的な諸体験が確かにあり、そのような体験に陥りやすい傾向をもつ一群の人々が、時代や地域を越えて一定の頻度で現われるのはなぜか、という疑問はいぜんとして残る。とすれば、私たちはどのような「判断」に基づきいかなる「特性」を有する人たちを統合失調症と呼び、またそのような失調形態が生じなければならない理由はなぜか、が問われなければなるまい。

これについて中井は、以下のようにこたえる。

まず、「分裂病になる可能性は全人類が持っているであろうと仮定し、他方では、その重い失調形態が他の病よりも分裂病になりやすい「分裂病親和者」（以下、S親和者と呼ぶ）を考える」[11]。さらに、「精神疾患のいくつかは、かつては有用であったが、その有用性が低下した時に失調を起こして病になった」[12]という仮説をたてる。

ここで言うかつての有用性とは、人類がいまだ狩猟採集生活を営んでいた太古の時代に、生存にとって必要不可欠であった能力、すなわち「もっとも遠くもっとも杳《かす》かな兆候をもっとも強烈に感じ、あたかもその事態が現前するごとく恐怖し憧憬する」[13]という〝先取り〟的な構えにほかならない。この能力はたとえば、わずかな気配や足跡から獲物の居場所を的確に突き止め、遠くに潜む危機をいち早くとらえて回避し、あるいは異性を巡る競争においては相手の表出を濃やかに察知するやさしさや気配りとなって子孫存続に利する……というように、往時にはきわめて切実なものであったに違いない。

しかしながら、狩猟採集社会が農耕社会へと移行するにつれ、こうした〝先取り〟的構えはしだいに有用性を失し、さらには近代という複雑で巨大化した共同社会においてはその鋭敏さが仇となり、生きにくさを抱え込まざるをえず、時に深刻な失調となって炙りだされるに至ったのだろう。

それでも、かつてほどの実利性は失われたかもしれないこの特質は、その人の魅力の一部としてかけがえのない価値を有することに変わりはない。

分裂病者という大量の失調者は、人類とその美質の存続のためにも社会が受諾しなければならない税のごときものであると言ってよいのではあるまいか。[14]

ただしその美質とは、「社会通念上一般に「価値」や「美徳」とされるものから少し自由なもの」[15]かもしれず、それゆえにかえって私たちを惹きつけてやまないものでもあるのかもしれない。

3

彼らが自閉的であるといわれるのは、強固な壁を内面の周囲に廻らしているからではない。彼らは、実は風の吹きすさぶ荒野に裸身で立ちつくしているのである。（中略）精神病理学は、分裂病者の言語がいかに歪められているかを記述してきた。おそらく、それが真の問題なのではない。真の問いの立て方は、分裂病の世界において言語がいかにして可能であるか、であろう。[16]

むろん、現在においても多くの「S親和者」は失調にまでいたることなく、その繊細な感覚性で周囲を走査しながら適度な対人距離をたもちつつ、含羞の人としてひっそりと世を渡っていることであろう。あるいは、生来の資質を生かして芸術や学問などの分野で功成り名を遂げることもあるだろう。まれには、臨床的失調が事例として顕在化せず、非専門的支えによって危機を乗りこえて社会との折り合いを見いだし、いくぶん風変わりで鷹揚な〝ちょっと変わったおじさん・おばさん〟――精神医学の術語では〝欠陥状態《ディフェクト》〟（なんとデリカシーのない言葉だろう）と呼ばれてしまうかもしれないが――として、隠匿の余生を送る人もあろう（残念ながら私たちの社会は、このような人たちが暮らしてゆけるだけの度量を、次第に失いつつあるかのように思われるが）。

その中の一握りの人々が、不幸にして、急性精神病状態となって精神医療の場を訪れる。紆余曲折の彷徨を経た果ての来訪であろう[17]。たいていは家族や周囲の人々に伴われ、何日かの不眠不休の、人生を賭した闘争の後のような極度の疲弊状態にありながら、なお観念の逸走に引きずられて休むことすらままならない、というたましい姿で、治療者の前に現われる。

発病の契機は、概して、思春期における人生投企的行動（たとえば「一念発起」、「柄にない」過剰行動）や、偶然の体験（たとえばこのタイプの人々が殊に苦手とする「不意打ち」刺激）など[18]、多くは誰しもの人生に起こりうる非特異的な出来事の積み重なりではあろうが、彼らの生来の易傷性《ヴァルネラビリティ》とも相俟って傷口がひろがり、破綻をむかえるにいたったのであろう。

通常、カルテの診断欄には「幻覚妄想状態」「錯乱状態」あるいは「緊張病性興奮《カタトニー》」などと無機的に記載されるこの危機的状況は、当の本人の体験としてはいかなるものなのだろうか。

端的に、それは「未曾有」の、「言詮を絶した」とてつもなく苦しい事態である。そしてなかでももっとも強烈な体験は〝恐怖〟にあるという[19]。

私たちは一般に、どんなに苦しい事態に遭遇しようとも、それを言語化し、対象化することによって他者と体験を共有することで、その苦しみからいくばくかの距離をおくことができる。しかしながら急性精神病状態の未曾有性は言語による表現が不可能であり、そのため他者との交通《コミュニケーション》が困難となることにより、いっそう苛烈な恐怖を強いられる。あえて比喩的に表現するならば、それは体験世界の関節が外れるという意味で〝脱臼〟に擬らえうるような[20]、あるいは「すべてがふだんとは逆さま」と体験されうるような事態といえよう[21]。

言語とは、いうまでもなく、人間が歴史的・文化的に形成してきた共同的・社会的な産物である。私たちがことばをりとりしながら他者との関係において生きることができるのは、ひとえに、この共同的紐帯によって相互につなぎとめられているからにほかならない。統合失調症という事態は、この共人間的世界の外部へと踏みはずしてしまうことを意味し、それゆえに言語という共同規範の埒外に超出してしまうことになる。

この病の好発年齢が思春期であるのには理由があろう。思春期とは、それまでの家族を中心とした情愛的・具体的な関係性から、一般的（役割的）・抽象的な関係性へと世界が大きくひらかれる時期であり、この時期にはじめて人は共同性（一般性）と出遭うといってよいからである[22]。そしてある種の人たちは、この共同性の圧力をひときわ生々しく感受し戦慄してしまうのかもしれない。こうした共同性への畏怖が、統合失調症の病的体験の内容を規定することになる（例えば、匿名の他者からの誹謗中傷やあてこすりといった主題として）。

ことばの届かない世界における体験を誰かに伝えんとする試みは、背理であろう。藁をもすがる想いでその苦しみを訴えようとする煩悶は、皮肉なことに、周囲には理解不能な「妄想」と意味づけられ、ますます孤立を深めることにもなりかねない。あるいは自ら安定を求めて、未曽有の体験を日常言語へと無理やりにでも翻訳せしめんとする試みが、「妄想」という窮屈で固定的な意味――例えばそれらのいくつかは、「組織からの迫害」や「世界没落」など、専門家にはお馴染みの主題――へと収斂させてしまうのかもしれない。

いずれにしても、関係的・共同的生き物である人間は、まったき孤（個）としては生きられようはずもない。統合失調症者の真の苦しみは、このような、他者との共有が不可能な絶望的孤独にある、といえるのかもしれない。

孤独の深淵にたたずむ人間を、再び人間的共同世界へと誘う契機となりうるのは、畢竟、人間的な交流による関係への信頼性の恢復をおいてほかにないだろう。薬物や身体は、このとき、関係を媒介する確かな拠りどころとなり、関係を架橋する役割を果たしてくれることだろう。しかしながら、薬物そのものが、病者の世界への信頼性（安全感）を保障してくれるわけではない。薬物はあくまでも、それを差し出す人間への信用があってこそ病者に受け入れられ、薬理学的効果もその信に支えられてのものであろう。

ただし、この状況における人間的交流とは、言語的なやり取り以前のものが基本となる。すなわち、治療者の現前《プレゼンス》、ということが何にもまして重要性をもつ。孤立無援の病者にとって、信用に足る人間が傍らに居てくれることが、どれほど救いとなることだろうか。

　しかしながら、黙って共にある、というただそれだけのことが、実は容易ではない。


　……不思議なことに、患者の妄想を延々と記録する医師は多くても、患者のそばにじっと半時間を座ることのできる医師は――全く単純な行動なのだが――意外に少ない。そして三十分すわったあと、いたたまれずにその場を立ち去るのが患者であったことは、どうもほとんどないようである。[23]

　なぜなら、患者のそばに座ると、「名状しがたいあせり」が治療者にまで伝染するからである。患者も自らの焦慮を認識し、こころの底から「ゆとり」を欲する。[24]治療者自身の「ゆとり」（存在の余裕）は、患者にも波及し、患者の切迫した焦燥感をやわらげる手立てとなる。だから、患者の人生にとってきわめて大切なこの時を、ただ共に過ごす、ということが、きわめて重要な治療的契機となりうるのであろう。[25]
　急性期を抜けたのちには、つかの間の凪がおとずれ、治療者ははじめて患者と人間として共にあること、すなわち、「非拒絶症的沈黙[26]」を共有することができるようになる。そして、しばしの穏やかな養生をすごしたのち、患者は社会へと還ってゆく。

4

　分裂病圏の病を経過した人の社会復帰《リハビリテーション》は、一般に、社会の多数者《マジョリティー》の生き方の軌道に、彼らを〝戻そう〟とする試みである、と思い込まれているのではないだろうか。[27]

いつの時代も、社会は多数者《マジョリティー》の生き方に合わせてかたちづくられる。もちろん多数者にとっても、生きていくということは少なからず苦しいものには違いない。それでも、私たちは社会に居場所を見いだし、そこにやすらうことはできる。

統合失調症者という少数者《マイノリティー》が、この社会に生きていくということは、いっそう多くの辛苦をしいられるであろうことは想像に難くない。多数者にとっては瑣末な出来事や、些細な対人関係の軋轢が、彼らをどれほど不安におとしいれ、困惑させることだろうか。それでも病者たちは、懸命に社会の中で暮らしていこうとする。

　翻って私たちは、時に彼らの見せるちょっとした逸脱（非常識）を、ことさらに拾い上げ、糾弾し、矯正せしめんとしてはいないだろうか。病者自身も当然、そのことに無頓着なわけではない。多数者の生き方に合わせようとして――例えばそれは、あいさつや日常会話を交わすという、本当に些細なこと（けれども、それが彼らにとっては大きな苦痛ともなりうる）から、労働までを含めて――無理をし、再び失調してしまうこともある。

だから、私たち統合失調症の援助にたずさわる人間も、どこかに少数者《マイノリティー》としての意識を保持していなければなるまい。あるいは、辺縁者《マージナルマン》としての自覚があればこそ、この道へ足を踏み入れたというべきかもしれない。いずれにしても、彼らが少数者・辺縁者としての生をまっとうすることを保障し、庇護しなくてはならないだろう。

統合失調症者が、その乏しい安全保障感をすり減らすことなく暮らしてゆける社会とは、とりもなおさず、私たち非病者にとっても生きやすいあり方に違いない。しかしながら、私たちの社会は現在、そのようなかたちから遠ざかりつつあるように思えてならない。

せめて、病者が慎ましやかに暮らしていけるだけの寛容さを、彼らの「人生の品質を下げぬ」[28]だけの懐の広さを、私たちは、自分自身のためにも、用意しておきたい。せめて出来るだけ……。

【註】

（1）中井久夫・山口直彦『看護のための精神医学』医学書院、2001、142頁。

（2）H・S・サリバンの著者は、そのほとんどが中井の手によって翻訳されている。例えば、『現代精神医学の概念』みすず書房、1976。特に訳者あとがきを読むと、サリバンの人となりがありありと窺い知れよう。

（3）例えば、中井久夫「サリバン Harry Stack Sullivan（1892―1949）」『現代思想』12号、青土社、1981（『中井久夫著作集2巻精神医学の経験　治療』岩崎学術出版社、1985、所収）、あるいは、中井久夫「井村恒郎先生」『記憶の肖像』みすず書房、1992、参照。

（4）神田橋條治「書評『精神医学の経験　分裂病』」『教育と医学』昭和60年一月号（『神田橋條治著作集　発想の航跡』岩崎学術出版社、1988、所収）。

（5）中井久夫「分裂病の慢性化問題と慢性分裂病状態からの離脱可能性」『分裂病の精神病理5』東大出版会、1976、50頁（『中井久夫著作集1巻精神医学の経験　分裂病』岩崎学術出版社、1984、所収）。

（6）中井久夫『最終講義　分裂病私見』みすず書房、1999、84頁。なお、〝精神分裂病〟という呼称は2002年の日本精神神経学会において正式に〝統合失調症〟へ変更された。本稿では基本的には〝統合失調症〟を用いるが、引用文献中の記載は変更以前のものがあるため〝精神分裂病〟（あるいは単に分裂病）という表記も併用している。

（7）中井久夫『治療文化論』岩波同時代ライブラリー（岩波現代文庫、2001）、1990、104―110頁。

（8）西丸四方『精神医学の古典を読む』みすず書房、1989、221頁。

（9）滝川一廣、「精神医学診断とコミュニケーション」『精神医学』50巻1号、2008、19―24頁。

（10）八木剛平「抗精神薬の基本問題―脳の治療か心の治療か」『精神神経学雑誌』101巻3号、1999、303―309頁。

（11）中井久夫『分裂病と人類』東大出版会、1982、8頁。

（12）前掲書、註（6）、91頁。

（13）前掲書、註（11）、8頁。なお、同じ事態を木村は「アンテ・フェストゥム」（未来先取り的な時間構造）として、また安永は「長い槍を扱う人」（空間的にも時間的にも「遠方」には過剰に敏感だが、具体的身近な危険の対処に当たっては狼狽することの譬）として指摘している。木村敏「分裂病の時間論」『分裂病の精神病理5』東大出版会、1976、12頁（『木村敏著作集2　時間と他者／アンテ・フェストゥム論』弘文堂、2000、所収）、安永浩「境界例の背景」『精神医学』12巻6号、1970（『安永浩著作集1　ファントム空間論』金剛出版、1992、所収）。

（14）同書、36頁。

（15）滝川一広「摂食障害への精神療法的アプローチ」下坂幸三編『食の病理と治療』金剛出版、1983、146頁（『新しい思春期増と精神療法』金剛出版、2004、所収）。

（16）中井久夫「精神分裂病者の言語と絵画」『ユリイカ』3巻2号、青土社、1971（『中井久夫著作集1巻精神医学の経験　分裂病』岩崎学術出版社、1984、所収）。

（17）統合失調症の発病過程（あるいは寛解過程）については、中井の手による極めて克明な記載がある。ここではそれにふれるゆとりはないが、一瞥すれば、発病過程においては不眠や非特異的身体症状などの出現する「発病時臨界期」をへて、「余裕の時期」「無理の時期」「焦慮の時期」と経過を辿り、ついに臨床的発病に至る。例えば、「分裂病の発病過程とその転導」『分裂病の精神病理3』東大出版会、1974、あるいは「精神分裂病からの寛解過程」『分裂病の精神病理2』東大出版会、いずれも『中井久夫著作集1巻精神医学の経験　分裂病』岩崎学術出版社、1984、所収。また、発病時の迫真的な描写については、「奇妙な静けさとざわめきとひしめき」『分裂病の精神病理8』東大出版会、1979（『中

井久夫著作集4巻精神医学の経験　治療と治療関係』岩崎学術出版社、1991、所収）を参照。

(18) 安永浩「心因論」横井ほか編『精神分裂病』医学書院、1975（『安永浩著作集1　ファントム空間論』金剛出版、1992、所収）。

(19) 中井久夫『精神科治療の覚書』日本評論社、1982、また、前掲書、註（6）。

(20) 前掲書、註（18）。

(21)「奇妙な静けさとざわめきとひしめき」『分裂病の精神病理8』東大出版会、1979、285頁（『中井久夫著作集4巻精神医学の経験　治療と治療関係』岩崎学術出版社、1991、所収）。なお、この「すべてが逆さま」という体験を精神病理学的に彫琢した概念が、安永の「パターン逆転」にあたるといってよいだろう。安永浩『精神の幾何学』岩波書店、1987、参照。

(22) 小出浩之「分裂病から見た思春期」中井久夫他編『思春期の精神病理と治療』岩崎学術出版、1978。

(23) 中井久夫「精神分裂病者への精神療法的接近」『臨床精神医学』3巻10号、1974（『中井久夫著作集2巻精神医学の経験　治療』岩崎学術出版社、1985、所収）。

(24) 中井久夫「分裂病における「焦慮」と「余裕」」『精神神経学雑誌』78巻1号、1976（『中井久夫著作集2巻精神医学の経験　治療』岩崎学術出版社、1985、所収）

(25) 病者と沈黙を共にすることの治療的意義を説いたものとして、松尾正『沈黙と自閉』海鳴社、1987、を参照。

(26) 前掲書、註（23）。

(27) 中井久夫「世に棲む患者」『分裂病の精神病理9』東大出版会、1980、253頁（『中井久夫著作集5巻精神医学の経験　病者と社会』岩崎学術出版社、1991、所収）。

(28) コンスタンディノス・ペトルゥ・カヴァフィス「せめて出来るだけ」中井久夫訳『現代ギリシャ詩選』みすず書房、1985。

（「樹が陣営」33号より）

Ⅱ　中井久夫の臨床をめぐって

中井久夫の「言葉」

『精神科治療の覚書』と『こんなとき私はどうしてきたか』を読みながら

佐藤幹夫

中井久夫氏の著作を初めて読んだのは、『精神科治療の覚書』（日本評論社）だった。これまで何度も書いてきたことだが、養護学《ママ》校の教員になってしばらくたってから、精神医学への関心を再燃させたことがあった。ちょうどそのとき滝川一廣氏と知遇を得る僥倖とも重なり、著作を手にすることとなったのだと記憶する。

以来、「患者」という言葉を「子ども」に、「治療者」を「教師」に置き換え、折に触れては読み返してきた（「急性精神病状態の治療原則――家族への援助」の章など、何度読み返したことだろう。読み始めのころは教師として。我が子が成長するにつれ、親として、我が身の一切を見透かされている怖れや切迫感とともに）。

むろん、教育の現場に直接当てはまることや、今日明日、すぐに役に立つことが記されているわけではない。直接当てはめて、医者のまねごとをしようなどと考えたのでもない。中井氏の述べていく言葉の一つ一つが、特殊教育《ママ》という現場で子どもに接するときの大事な「なにか」に通じている、重要ななにごとかを示唆しているという感知を、読むたびに強く受けてきたのである。

今度刊行された『こんなとき私はどうしてきたか』（医学書院）を読み、改めてそのことを確認した。この著作は、精神医療の現場にいる医師や看護師に向けた講話をまとめたものである。たいへんに実際的な内容となっている。教育や福祉の現場にいる人間にとっても得るところは大きなものがあると思われる。少しでも真似てみたらどうか、などと言いたいのではない。精神の現象や病理について、人間について、病理と社会の関係について、広範な知と深い洞察があればこそ、あのさりげなくも印象深い文章となるのである。知も洞察も、実践的蓄積も、足元にも及び立たない私が無闇に真似ようとしたところで、できるはずもない。

ましてや私は、今や現場を離れた身である。子どもたちとの〝かかわり〟を鍛えていく実践の場をなくして、すでに短くない歳月が経過している。いささか引け目を感じるのではあるが、せっかくの機会だから、これまで抱いてきた問いを、このさいもう一度考えてみようと勇気を振り絞った次第である。

その問いとは次のようなものである。なぜ氏の文章は自身の臨床を語りながら、あれほどのリアルな臨場感を読む者に喚起するのか。文章のもつ治療性と言ったらよいか、語ることが治療そのものを体感させるような文体とでも言おうか、それはいったいどこから来るのだろうか、という問いである。この問い自体が、すでに身の程をわきまえないもののような気もするが。

ちなみに、かつて『精神科治療の覚書』のどんなところに傍線を引いたり書き込みをしてきたか、恥を覚悟で引いてみる。まず、次のような件。

「私は前章で治療過程を連立方程式にたとえた。自然治癒力にもとづく過程と治療介入の過程である。この連立方程式を一つの方程式に還元するのは、紙の上ではたとえ行いえたとしても実践的にははかない。実は治療実践とは、実践において連立方程式を解くことである。そのためにこそ、治療過程を構成するパラメーターをできるだけ明らかにしようとする努力自体が臨床的意味を持ちうるのである」(「治療の滑り出しと治療的合意」P58〜59)。

氏の著作に手が伸びるときの多くは、こちらが身動きの取れない状態に陥ったときである。動けなくなるのは、多動、パニック、自傷、他害など、いわゆる「問題症状」への対応においてだけではない。

何がポイントか。どういう方向へ動きだせばよいのか。あらかじめつくっておいた旅程図が変更を余儀なくされ、しかしどこにどう修正を加えればよいのか見えてこない。こちらが煮詰まっているのだ。そんなときは、これまで拾い上げてきたものはいったん脇に押しのけ、発想を切り替える必要がある。しかし、そうは思っても、簡単にできるわけがない。そんなときに手が伸びるのが、氏の著作だった。

とは言っても何かヒントはないか、などと考えながら読んだら、まずダメである。虚心に、心を落ち着かせて、その言葉に入り込んでいけるかどうか。煮詰まっているときは、これがなかなか難しいのだが、ハッと気がつくと、いつの間にか夢中になってページをめくっていた、ということになればしめたものである。

つまり私は、煮詰まった頭を解きほぐし、発想を切り替え、そして栄養補給まで同時にはたしてしまおうという太い魂胆とともに、中井氏の著作に手を伸ばしていたのだった。

先の引用において、治療過程は、自然治癒力と治療介入の連立方程式であり、治療実践はその連立方程式を解くことだ、と言う。かつてこの一節にぶつかり、「自然治癒力」という言葉に（文字に）、しばらくのあいだ見入っていたことがあった。統合失調症に苦しむ人たちの「自然治癒力」を、おくれをもつ子どもたちにそのまま当てはめてよいわけでない。そのことを承知で述べるが、このときめぐらした考えは、つぎのようなものだった（以下の記述は、当然ながら、事後の整理をふくんでいる）。

中井氏はその前章で、「自然治癒力」を「自然史的過程」とも言い換えている。であるならば、子どもたちの発達のおくれとは、「自然史的過程」のおくれであると、ひとまずは考えてよいだろう。氏に倣って「自然治癒力」という言葉を使うならば、どの子も——当然、「重度」と呼ばれる子どもたちにあっても——その子なりの「自然治癒力」をもっている（このように書くと、では子どもたちの「自然治癒力」とはなにか、と問う声が聞こえそうだが、ここではおく）。

中井氏はまた、「連立方程式」という言葉を、「回復過程が二つの相互作用する過程」とも言い換えている。してみると、子どもたちの育ちとは、彼らのもつ「自然治癒力」と、教師が行なう教育的関与との相互作用だと考えることができる。そして私が身動きが取れなくなっているときの過半は、この二つの相互作用がうまく働かなくなっているとき、相互作用ではなく、どこかで衝突や離反を引き起こして、一方的作用になっているときのようなのである。

さらに中井氏は「治療過程を構成するパラメーターをできるだけ明らかにしようとする努力自体が臨床的意味」をもつという。しかしまたそのパラメーター（媒介変数）は無数にあり、すべてを枚挙する必要はなく、「重要なことは、本人と家族と治療者の三者の呼吸が合うかどうかである」ともいう。そして治療的合意の重要性を述べていくのだが、そのとき氏が最も戒めていることは、治療者が必要以上に〝大きく〟なることである。

「医師が万能であるとみえればみえるほど、患者は小さく卑小で無能となる」

この一節はいつ読んでもズシンと響いてくる。私の読み替えでは、次のようになるからだ。「教師が万能であるとみえればみえるほど、子どもは小さく卑小で無能となる」

ズシンという一撃のあと、追い討ちをかけるように次の件がやってくる。

「もう一つは神田橋條治の『拒絶能力』に関するもので、患者の中に、はっきり人にむかって『ノー』といえる力を呼びさますことは、われわれの仕事の不可欠な一部である。／治療は、どんなよい治療でもどこか患者を弱くする。不平等な対人関係はどうしてもそうなるのだ。その不平等性を必要最低限にとどめ、患者が医師に幻想的な万能感を抱かず、さらりと「ノー」といえることが必要である。／両者は患者の後のひろやかさの大幅な増大となってみのりうるものだ。このことの重要性は精神医学には限らない」（「同」P64）。

私の行き詰まりとは、いわば、彼らの「ノー」に出会っているときである。そしてそれは、正しい（というか、正当な）「ノー」なのだ。だからこそ、衝突を起こしているのである。ではその「ノー」は、どこに向けられているのか。

具体的には、目標設定は適否とか（特に短期目標）、教材の適不適、留意事項の杜撰さ、かかわり方の齟齬などなど、それこそ一つ一つの媒介変数の不協和が、知らぬ間に積もり積もった結果なのだろうと思う。しかしそのことをいくら検討してみても、行き詰まりは打開できない。ますます頭が煮詰まっていくだけである。

「自然治癒力」と教育的関与の相互関係が崩れた結果、何が生じることになるか。ここで私は、もう一度、先の〝ズシン〟に戻ることになる。ひょっとしたら、いつの間にか教師としての私が、必要以上に〝大きく〟見せようとしていたのではないか。

「治療は、どんなよい治療でもどこか患者を弱くする」

これは、すごい、という以外、言いようのない言葉である。また、言い換える必要もない。しかしあえて言い換えてみる。

「教育は、どんなよい教育でもどこか子どもを弱くする」

一時期、この言葉をぶつぶつと心の中でくり返していたことがあった。しかしじつは、このように言い換えられたとき、この言葉は危うくなる。教師の権力性を批判するイデオロギーと、子どもは無限の可能性をもつとする子ども信仰のイデオロギーの間で、挟み撃ちにあう。このどちらかになびきかねない。

教師の権力性も、子どもの可能性も、すべて間違いだとは言わない。そんなふうに指摘されて然るべき側面は確かにある。しかしそれが現場においてイデオロギーとして振りかざされたとき、教育の営みは教条化し、形骸化する。子どものかかわりは、イデオロギーなどよりもはるかに複雑で、混沌としていて、ときには矛盾に満ちたものである。

中井氏はぎりぎりのところでこの言葉を発している。いわばこれは、誰かに、ある目的で向けられた言葉ではなく、自己省察であり、自己認識、そして自戒である。それ以外の解釈は不要である。不要な解釈はイデオロギーを付加しかねない。おそらくこのぎりぎりの均衡が、治療者や実践者の立つ位置なのであり、現場の渦中にあろうとするならば、この言葉は、ただこのまま受けとめておけばよい。

ここまで読まれ、ヒューマニズムに溢れ、倫理的で、人格性の高い治療者（教師）像、といったものを思い浮かべられただろうか。治療者（教師）が高潔な人格者になる必要があるのか、と感じた方もおられるかもしれない。

ところがこれは、ヒューマニズムや倫理、人格によるというよりも、おそらくは現実的・臨床的要請による、現実的・臨床的着眼がもたらす自己省察なのである。

滝川一廣氏は、あるところで次のように書いている。

「精神療法の成否は、こちらが『なに』をなすかではなく、相手が『なに』をどう体験するかのほうにかかっている」

教育の現場でなされる議論は（と一般化することを控え、私がこれまで現場でしてきた議論は、といってもよい）、まず過半が、教師の側から見た「なに」に終始している。目標は何か、ねらいは何か、配慮点は何か、どんな教材を用意するか、どう働きかけるかなどなど、すべてが教師の側から見た「なに」である。子どもにとって、その「なに」がどのような体験として受けとめられているか、といった議論がはたしてどれくらいあったろうか。

私の行き詰まりのもっとも肝心な点は、おそらくここにあった。こちらが何をなすか、なぜそれがうまくいかないのか、どう修正すればよいのかなどなど、すべてこちらにとっての「なに」である。こちらの「なに」にのみ関心が集中し、子どもがどんな体験として受けとめているのか、という点への触手が伸びていなかったのだ、と思う。

子どもが「なに」をどう体験しているか、という内省を欠いたとき、教師は気づかないうちに〝大きく〟なる。教育的関与とは、あくまでも相互的なものはずなのに、いつのまにか、一方的関与になってしまう。そのようにしてなされる教育は、どこか子どもを弱くする……。——おそらくはそのようなことを、何度ともなく、行きつ戻りつ確認していたのだろうと思う。

このように考えてくると、中井氏の言葉の真意がさらに明らかになる。それは、相手（患者）の側から見られた「なに」の凝縮された言葉であり、エッセンスである。つまり氏の言葉は、治療者としての自己省察が、患者の側にとっての「なに」と一体になっている。相手がどのような「なに」として受けとめているか、どんな体験となっているのか、そのたえまない洞察が、同時に自己省察ともなっているのである。そしておそらく、その的確さや深さが、読者に対し、たぐいまれな臨場感を引き起こしてくるのだと思う。

『こんなとき私はどうしてきたか』は、まさに患者にとっての「なに」が、全編を通して語られている。この著作の最大の美質や特徴を尋ねられたら、私はそのように答えたいと思う。

してみると、「こんなとき私はどうしてきたか」というタイトルは、きわめて反語的である。「私（治療者）がどうしてきたか」とは、同時に、「相手（患者）がなにをどう体験しているか」ということを含んでもいるからである。

例えば冒頭の章。「こんなとき私はどう言うか」と題されているように、初めて患者と顔を合わせたときどんなふうに言葉を発するか、という主題から説き起こされるのだが、聞き手に対する最初の問いが、「みなさんは、患者さんがいちばん必要としている情報は何だと思われますか」というものである。

冒頭のこの問いにおいて、本書の何であるか、著者の語ろうとすることの何であるかが明らかにされる。そしてその答えが、「（略）本当に患者さんが知りたいのは、病名もさることながら、『これは何事か』と並んで『これから私はどうなるのか』ということだろうと思います」と述べる。そして「これを告げることは、患者さんにとって非常に大きな回復力になると私は思います」とも言う。

医師として何をなすべきか、という問いが患者の側にとってどんな体験として受けとめられるのか、という観察とともにあり、その理由が、患者にとって非常に大きな回復力になるという、いわば臨床の蓄積による裏づけによって導き出されている。

では氏はどう答えているか。「なによりも大切なのは『希望を処方する』ということ」だといい、「患者さんというのは、こういうときの言葉の一語一語を何年たっても覚えています。患者さんにとっては本当に人生ののるかそるかのときですから、切迫感があるんです。／第一日目はとても大事です。たとえみかけはまったく聞く耳をもたないようにみえても、患者さんはしっかり聞いていています。何十年たっても覚えている。親しい人との生別死別と同じくらい、あるいはそれ以上にせつないことです」

中井氏は、他の人間が見逃してしまう患者の心のひだを、なぜこれほど深く、細やかに、リアリティ溢れる言葉ですくい取ることができるのだろうか。

観察力の鋭さ、ということに一般的にはなるのだろう。間違いではない。しかし、ただ観察力が鋭いとか注意深い、というだけでは、読む者を説得し、なおかつ臨床の臨場感を強く訴えてくることはないだろうと思う。氏の観察の背後には、観察の鋭さや深さに匹敵する自己省察があり、自身への厳しいまなざしがある。本書は、全編、このような臨場感あふれるディテールを随所に織り込みながら進められていく。

筆者はこの小論を、なぜ氏の文章が、自身の臨床を語りながらあれほどのリアルな臨場感を読む者に喚起するのか。語ることが治療そのものを体感させるような文体はどこから来るのか、という問いから始めたのだが、その答えはこの辺にあるのだろうと思う。

ここまで、氏の言葉をなんとか教育の現場の言葉に「翻訳」しようと、言わずもがなの注釈を述べてきた。

じつは、中井氏の示唆に溢れる文章に対する読み方は、深いメタファーを下手な直訳などせず、そのまま受け取って体内で醗酵していくのを待つ、という読み方なのだと言ったほうが正解に近いような気がする。例えば『こんなとき私はどうしてきたか』の回復期について触れた章（「4　『病気の山』を下りる」）。

治りかけというのはとても大事な時期であるが、医者は忘れがちになる、と中井氏は言う。次の患者が待っているから、と。そして、

「だから保護室から出てみんなのなかで生活をしはじめたときの患者さんは――このことは忘れられがちなのですが――非常にさびしい。何周か遅れて運動場を走っているような感じですよね。ただし、そのときのさびしさというのはいわば人間的な孤独感であって、共感できます。／このとき支える。少なくとも「ひどくさびしいときがある」ということを知っているだけでもずいぶん違います。このときはほんとうに孤独です。（略）／これはなんべん言っても言い足りないぐら

い重要なことですね。この時期をどう過ごすかによって、慢性化するか回復化するかがかなり決まるだろうと私は思います」（P125）

治りかけの寂しさや孤独感に気づく、というあり方にまずもって感嘆するのだが、それがヒューマニズムや倫理観といったもの以上に、その後の回復までが見据えられた、いわば実践的な背景をもった言葉となっているところに、この言葉の本領がある。

むろん、教育の現場に直接当てはまるわけではない。直訳はできない。しかし、何かしら通じていくものがある、という直感が強くはたらく。粗雑な翻訳はしないほうがいい。とりあえずしっかりと受け止め、身体のどこかに残しておけばよい、と。

そんなふうにして、中井久夫という稀有な治療者の書くものに触れてきた。

「メタファーを読むような読み方」などという、それこそ下手な比喩でうまく言えたかどうかは分からない。またどこまでうまく自分のなかで発酵させることができたかどうか、振り返るとはなはだ心もとないことばかりなのだが、氏の言葉は、現場の一教師であった私にとって、この上なく貴重なものであった、ということだけは間違いない。

（「樹が陣営」33号より）

中井久夫『樹をみつめて』（みすず書房）を読みながら——平和を維持することの難しさ

二〇代に入ってすぐの頃、死ぬまでかけて読む本のリストを作った。そのリストをもとに出版社から目録をとり寄せて注文したり、古本街を回ったりしながら、三〇半ば頃まで文献や資料を買い漁っていた。見取り図を作り、自分なりの知の建築物を打ち建てようとしたのだった。ところが、勤務して五年ほど経った頃から（年齢にして三〇歳を目前にしていたときだったけれども）、少しばかり異変が生じてきた。養護学校《ママ》での仕事とは、言うまでもなく「言葉のない子どもたち」との付き合いである。そのようにして知の塔をつくり、立てこもることの意味合いを（あるいは無意味さを）、深入りするほどに、彼らが問いかけてくるようになったのである。知的虚栄を人前にさらす空しさを叩き込まれたのもそのときである。

人は、必要最低限のものがあれば生きていくことができる、とは、かねてより知らぬわけではなかったけれども、「必要最低限」の水位がどんどん下がっていく。以後もしばらくは文献を買い集める作業を続けてはいたものの、家のなかを占拠した本箱が、膨大な無駄の集積に見えてきた。文章を書くこともできなくなった。どうも、一種の失語の状態に入り込んだようなのである。そんな状態を二、三年ほど続けたろうか。

自己分析には虚構が混じると断りを入れて書けば、堅牢な知の構築物の中で、半ば世捨て人のようにして生きていく心身の態勢を総入れ替えするよう、おそらくは求められていたのだろうと思う。言うは易いが、ハードなリハビリを必要とした。そして、村瀬学氏の『初期心的現象の世界』と『理解のおくれの本質』に出会ったところで、大きな衝撃を受けた。ここから、少しずつ何かが動き始めたようだった。さらに中井久夫氏の『精神科治療の覚書』、雑誌『発達』連載の、浜田寿美男氏の「発達心理学」などを知り、本格的なリハビリが始めることができたようなのである。

中井氏の新旧の著作を読むと、いまでもところどころで救われる気もちになることがあるのだが、そのとき思い起こすのが、失語に似たこのときの体験である。

中井氏が、精神医学というご自身の専門分野のみならず、歴史、哲学、文学、人類学等々にわたり、どれほどの碩学であるかは評者などが改めて言うまでもないことだろう。しかし評者が強く吸引されたのは、少し別のところだった。言葉のない子どもたちと付き合うとは、長い長いトンネルを手探りで進むようなものである。教条的な知識がものの役に立たないことは、すぐにわかった。経験から得る知恵もこちらにはない。勘にはいくらか自信があったとは言え、それだけで通用するほど甘くはない。

精神科医は患者との相互性によってつくられると、中井氏は言う。しかし〝相互性〟のつくり方にも、ヘボから名人まである。中井氏が臨床の達人であることは、やはり、改めて指摘するまでもない。しかし驚くべきは、知を積み重ねることや考えることが、治療行為の何であるかを体感させるような、そのような記述となっていることであった。いわば、〝相互的〟であることの徹底性において、氏の言葉はぬきんでていた。

本書、『樹をみつめて』にも、そうした氏の懐の深さが遺憾なく発揮されている。巨木はその大きさに比例するように地下深くまで根を張りめぐらすと言うが、本書もまさにそのような書物である。中核をなしているのは「戦争と平和についての観察」と「神谷美恵子さんの『人と読書』をめぐって」という、それぞれ百枚ほどに及ぶ文章だが、周辺に配されたエッセイもそれに劣らぬ読後の印象を残す。精神科治療について書かれた短文であっても、広く人間一般についての叡智に溢れ、こちらの思考を刺激してやまないのである。たとえば「妄想と夢など」とタイトルされたエッセイ。幻覚や幻聴、妄想など、「自己と宇宙を恐怖がおおいつくすとき、それは救いでさえあるだろう」「言語的カテゴリーや因果関係なしに広義のイメージの世界すなわち視覚、聴覚をはじめとする感覚の世界に直面することはたいへんに恐ろしいことなのだ」と指摘する。これはまさに、自閉症と呼ばれる人々の生きる世界ではないか。彼らの独特の言動は、私たちにとっては〝問題行動〟にしか映らなかったとしても、彼らなりの、感覚世界の恐ろしさと折り合いをつけるための必死の方策なのである。あるいは氏は「言語はリアルな世界を減圧するために生まれたのかもしれない」とも書いているが、このことは言語への指摘として重要であるし、ヒトと言語との関係、ヒトと世界との関係についても大きな示唆がある。情報が溢れ、世界が多層化するにつれて、世界に対する減圧作用を必要としているかもしれないのである。

あるいは「治療における強い関係と弱い関係」というエッセイにある次のような一節。「たしかに親密関係は『最後の砦』として重要である。しかし、強い関係だけでは孤立から抜け出せない。社会にひげ根を張るには弱い関係の豊かさが欠かせないのだ」といい、「治療における強い関係の副作用」も氏は指摘する。ここには、氏が治療関係において何に目を凝らしているか、その秘密の一端をかいま見せている。おそらく精神を失調させた人びととは、「弱い関係の豊かさ」を生きる術を失った人たちであり、それが恐怖以外ではなくなった人たちの謂いである。それとともに、「社会性の障害」とひと言で呼ばれているものの、微妙で、重要な側面が指摘されているとも感じるのである。むろん、社会生活を営んでいる私たちにとっても、自分の足元を眺め回すことを促す言葉でもある。

また「認知症的高齢者との対話」は記憶について書かれた4ページほどの短文なのだが、「要点は、まず、エピソード記憶こそ、人格の芯であるということである。第二にイメージの記憶は言語よりも強固である。（中略）。この二つの点がポイントである」と始められ、しばらく読み勧めると、「記憶の煤払い」なる語が出てくる。記憶の煤払い。これまた含蓄に溢れた一語である。回想法という認知症治療の療法があるが、人格の芯としてのエピソード記憶、記憶の煤払い、回想法、この三つを結ぶとどうなるか。……などなど、いくつもの箇所で足を止め、自由に思考をめぐらす楽しみを味わうことができた。『樹をみつめて』の特色を尋ねられたら、評者はそのことを真っ先に挙げたいと思う。

さて、本書の中心をなしている「戦争と平和についての考察」にも、触れないわけにはいかないだろう。この長文の印象は、刺激を受けたとか、大きな示唆を得た、というだけではとどまらないものであった。

「人類はなぜ戦争をするのか。なぜ平和は永続しないのか。個人はどうして戦争に参加してしまうのか。残酷な戦闘行為を遂行できるのか。どうして戦争反対は難しく、毎度敗北感を以て終わることが多いのか」という問いが、本論考の出発点である。

著者は、確実な答えのための能力も時間もないと断ってはいるが、これを氏に書かせた動機ははっきりとしている。それは、「**戦争を知る者が引退するか世を去った時に次の戦争が始まる例が少なくない**」「**今、戦争をわずかでも知る世代は死滅するか現役から引退しつつある**」という危機感である(ゴチックは引用者。ちなみに本文は二〇〇五年に書かれている)。

平和が維持されるのは、世界史的に見てもほぼ五十年から六十年と言われる(この点で江戸期は異例である)。この指摘は重要でないか。自覚、とか、誇り、とか、勇ましくて元気のいい言葉が誰から出てくるか。

また、中井氏は次のようにも書く。

「戦争が『過程』であるのに対して平和は無際限に続く有為転変の『状態』である。だから、非常に分かりにくく、目に見えにくく、心に訴える力が弱い。(改行)戦争が大幅にエントロピーの増大を許すのに対して、平和は絶えずエネルギーを費やして負のエントロピー(ネゲントロピー)を注入して秩序を立て直しつづけなければならない。(中略)エントロピーの増大は死に至る過程である。秩序を維持するほうが格段に難しいのは部屋を散らかすのと片づけるのとの違いである。戦争では散らかす『過程』が優勢である」

平和とは、怠惰で、退屈な日常の時間である。退屈な日常が貴重であると思い知るのは、大切な人の死、事故、病気などにより、それを失ったときである。失うまでは、その凡庸さだけが際立つ。あるいは次のような一節。

「実際、人間が端的に求めるものは『平和』よりも『安全保障感 security feeling』である。人間は老病死を恐れ、孤立を恐れ、治安を求め、社会の内外よりの干渉と攻撃とを恐れる。人間はしばしば脅威に過敏である。しかし、安全への脅威はその気になって捜せば必ず見つかる。安全なセキュリティというものはそもそも存在しないからである。(改行)

『安全保障感』希求は平和維持のほうを選ぶと思われるであろうか。そうとは限らない。まさに『安全の脅威』こそ戦争準備を強力に訴えるスローガンである。まことに『安全の脅威』ほど平和を掘り崩すキャンペーンに使われやすいものはない」。そして「平和のための戦争」なるスローガンが次に待ち受けている。

まだこの論文の半分も紹介していないが、七〇歳を過ぎてなお、現実を見据える中井氏の眼は恐ろしく正確であり、衰えはいささかもない。以下、戦争の現実、戦争指導層の思考の特徴、戦争の歴史への言及、と続いていくのだが、今、このような時代だからこそ、ぜひとも多くの人に読んでいただきたい文章である。

（「樹が陣営」32号より）

私が『中井久夫』を特集した理由

佐藤幹夫

筆者が個人で編集・発行している『飢餓陣営』という雑誌の最新号で、大胆にも「精神科医　中井久夫の仕事」という特集を組んだ。執筆者は、滝川一廣、熊木徹夫の各氏ほか六名。筆者以外、精神医学や心理の専門職にある人々である。自由に紹介を、というお申し出をいただいたので、自己紹介も兼ね、気の向くままに書かせていただくこととしたい。

筆者は養護学《ママ》校の教員を勤めた後、文筆を生業とするようになった。取り組んできたテーマは発達障害を中心に、福祉、精神医療、司法、少年問題というように、かつての職業に関連する領域が多い。「公立学校教員」という枠内での社会的な発言は制約が大きく、その窮屈さに耐えかねて「フリーの文筆家」を決断（妄断？）させた面がなくもないから、これは当然の結果というべきか。

『飢餓陣営』は、教員時代より、年に一〜二回ほどの間隔で発行してきた。誌名は、（いささか気恥ずかしいけれども）宮沢賢治の戯曲より拝借した（賢治作品のほうは「饑餓陣営」と旧字を用いている）。八七年の創刊で、当初は筆者自身の発言場所の確保が目的だった。しかしすぐに「雑誌編集」の面白さにとり憑かれた。

特集の企画とラインアップをあれこれと考え、執筆者に原稿やインタビューの依頼をする。テーマは、そのときどきに関心の引き寄せられるもの（結果、思想・哲学、文学、精神医学、社会現象など、多岐にわたることになる）。不躾にもノーギャラでの依頼なのになぜか承諾していただき、一冊の雑誌として形になる。応援してくださる読者も少しずつ増えていく。……こんなに面白くて贅沢な〝道楽〟はない、と感じながら号を重ねてきた。言ってみれば、好きなことを好きにやってきた雑誌だった。

このように、商業誌でもなければ精神医学の専門誌でもない、小さな個人の雑誌で、「精神科医　中井久夫の仕事」という特集を組んだのである。なんとまあ大胆なことか。自画自賛もこめ、改めてそう思っている。

さて、中井氏の特集を、などと考えたのは、何がきっかけだったか。

ずいぶん前、本誌『精神看護』が、やはり中井氏の特集を組んだことがあった。（第4巻5号（2001年9月）特集名：「中井久夫を読む――私が〝とらわれてしまった〟この言葉」）。このとき、「やられた！」と思ったのである。『看護のための精神医学』の復刊にあわせた特集内容で、テーマ設定といい、執筆者のセレクションといい、ツボに入っていた。

雑誌編集の真似事をしているシロウトが、プロの仕事に対して「やられた」もないものだが、意気込みだけは『飢餓陣営』にしかできない誌面を、とたえず考えていた当方である。『精神看護』誌の特集を目にし、いつか飢餓陣営風にアレンジして取り組んでみたい、とこころひそかに思った。これが最初だったと思う。

とはいえ実現のためには準備がいる。中井氏の著作に目を通すだけではたりない。企画者自身のなかで「中井久夫」というテーマが発酵し、熟成してこないことには、企画を立てようがない。そうこうしているうちに時間だけが過ぎていく。このままではいつまでたっても実現は覚束ない。本格的な特集は後日に譲ってよいではないか。今の自身の背丈のままの取り組みでもよいから、とにかく一歩踏み出すべきではないか。

こうして少しずつ腹を決めていった次第である。

ところで、筆者が「中井久夫」というお名前にはじめて触れたのは『精神科治療の覚書』であった。以来手元におき、折にふれてはページをめくってきたのだが、中井氏の文章は、治療を語りながら、〝治療行為そのもの〟を強く〝体感〟させる。治療が〝現前化〟するのである。どうしてなのか。このことはずっと不思議だった。真似ができるとも、してみたいとも思ったことはないが、なぜこのような文体が可能となるのか、その秘密を探り当てたいとは考えてきた。

今回、拙誌の特集に寄せられた論文のいくつかは（いや、すべての原稿が）なんらかのかたちで、この問題に触れている。知と実践、認識者であることと実践者であること、洞察することと治療行為、それらのたぐい稀な調和がどこからくるか。その秘密を探ろうとしているように受取られたのである。ちなみに執筆者とタイトルを記してみる。

●滝川一廣：患者を守り抜く姿勢／●熊木徹夫：中井久夫随想―論文「薬物使用の原則と体験としての服薬」をめぐって／●伊藤研一：私が出会った中井久夫先生／●内海新祐：翻訳と臨床の出会うところ／●栗田篤志：統合失調症という生き方―中井久夫のまなざしから／●佐藤幹夫：一教師から見た中井久夫の「言葉」

滝川氏のインタビューでは、患者を前にしたところで「治療者」へとモードが移り変わる中井氏が報告される（「憑依する」とは滝川氏は言っていないが、そのような趣がある）。熊木論文のキーワードは薬物治療における「官能的評価」である。精神科治療は「心身二元論」の枠には収まりきらず、その「収まりきらない」ことの復権を、薬物治療とは何かという主題とともに、熊木論文は問いかけている。伊藤氏のエッセイでは、患者の身体の変化に明敏に感応する中井氏が報告され、それは滝川氏の述べる中井像と交錯する、等々、それぞれの着眼のなかで、二元論を乗り越えるべく解読が試みられている。また栗田、内海両氏は、発行者が大いに期待を寄せる若手であり、二論文ともに力作である。

もう一つ、宿題も記しておこう。ここ四、五年のあいだで、医療をめぐる社会情勢は一変した。「医療崩壊」とか「医療難民」などという言葉がメディアを賑わし、もう誰も怪しまなくなった。事実、医師不足、病院の倒産、産科や救急の機能不全など、「崩壊」を示す（とされる）材料には事欠かない。その要因は複合的ではあるが、もっとも最大のものは、財政削減の至上命題のもと、市場競争の原理をこの国の隅々にまで貫こうとした「小泉改革」の負の結果だろうと思う。

中井氏の近著『こんなとき私はどうしてきたか』が、社会事情、医療事情の激変のさなかで世に送り出されたことは記憶されておいていい。筆者の受け取りでは、現代社会に対して強い批評性をもって存在しているのだが、批評性とは、つまりこのような時代にあってどんな医療であってほしいと願うのか、読むものへの問いを強く喚起する力を有するということである。

中井氏自身は、いまがどんな時代かとは問うていない。あくまでも一医療者としてどうありたいと考えてきたかを語っていく。しかしその底のほうには、時代や、現代の医療に対する問いかけが、倍音のように響いている（この辺については滝川氏も少し触れている）。

今回の拙誌の特集においては、「時代と中井久夫」という観点からの論及がほとんどできなかった。この点は心残りである。そのためにはかなりの準備と思想的膂力を要するだろう。他日を期したいと思う。

（もう一つの心残り。なぜか気後れし、中井氏ご自身にインタビュー依頼ができなかった。まだまだ根性が足りない編者・発行者であったと猛省している次第）。

（『精神看護』08年7月4号より転載）

＊滝川一廣氏の「患者を守り抜く姿勢」は、『「こころ」はどこで育つのか　発達障害を考える』（洋泉社・新書y）に所収されているため、本せれくしょんからは除外した。

特集▶2

発達障害と刑事事件

Ｉ 「支援論」の哲学

人の生を支える〝条件〟とはどのようなものか

西　研

Ｉ　自信、社会性、安心

西です。皆さんが支援をする刑事施設後の方がたがどんな方で、どんな支援が必要か、ということを、恥ずかしながら、私はあまり知りません。山本譲司さんの本を読んだくらいです。ですから、ここでは人間を理解する上での基本的なことを確認してみたいと思います。つまり、刑事施設後だけではなく、生活の困難を抱えているさまざまな方に通じていくような、一般性のある話になると思います。

山本さんから伺った話のなかで、次のような言葉がありました。

「刑務所に入ると社会性を失い、体が動かなくなる。ある人が出所したばかりのとき、たくさんの人が道の向こうからバラバラやってくるのを見たら、それだけで反応できなくなってしまった、ということがある。刑務所は自信と社会性とを失わせる、そういう〝ダブル・スティグマ〟を与える」と。この話はたいへん印象的でした。

「自信」を取り戻すとはどういうことでしょうか。「社会性」を再び獲得しなおすとはどういうことでしょうか。さらにもう一つキーワードを挙げるとすると、「安心」ということになりそうです。おそらく刑務所を出た人は、たいてい人脈を失っていますし、家族や親族のつながりも失っていることが多い。つながりのない安心の欠けた生活になるだろうと思います。

そこで、本日は、自信、社会性、安心といった、人の生活を支えるうえで大切な条件について、発達心理学を材料として考えてみようと思います。これは、自分がこれまで考えてきたことに、小林隆児さんや滝川一廣さん、心理学者のエリクソンの話を合わせて、整理してみたものです。あまりオリジナルなものではありません（笑）。

人の生の根本は何かと言えば、まずは食べ物ですか。そして空気。たしかにそういうものも大切ですが、人はまた他者と関わりをもつ社会的動物でありますから、その面から根本を考えると、以下の三つのことを生の大きな条件としていると思います。

一つ目が〈愛情的承認〉の関係です。愛情の関係は、お互いがお互いを受け入れあっている。能力があるとか役に立つという理由ではなくて、互いの存在を好きで認めあっている。それが世界に対する「基本的な信頼」つまり「安心」のもとになる。この愛情の関係は社会性の基礎にはなりますが、社会性というほど公共的なものではなくて、ごく親密な内輪の関係です。

二つ目が〈自律性〉です。これはつまり、自分でいろんなことが「できる」ということです。たとえば赤ちゃんが歩けるようになると、赤ちゃんの体験世界は激変するでしょう。「できる」ようになるということは、新たな生の可能性を与え、それは大きな「自信」となる。逆に、病気になって、それまでできたことができなくなれば、ショックを受けますし自信喪失につながることも多い。

三つ目が、集団をつくってそこでの役割を担うこと、です。いろいろな形での〈集団性〉ですね。たとえば「かりいほ」の知的障害のひとたちが、役割を担いながら協力し合う。例えばある人は薪割りをする、というようなことです。集団の中で役割を果たして、そのことがまわりから認められ承認される。集団はルールをもった営みですが、集団のなかでふさわしくふるまえることを、私たちは「社会性」と呼んでいるのでしょう。

この三つの条件について、詳しくお話ししてみたいと思います。

Ⅱ　人生の根本契機の三つ（ないし四つ）

（1）愛情的承認と基本的信頼、「安心」へ

一つ目は愛情的承認です。親しい人が自分を大事にしてくれて、何か困ったことを伝えると対応してくれる。子どもが甘えようとすると親がちゃんと抱っこしてくれる、というようなことですね。この契機はとても重要で、大人でも一緒です。甘えられないと人は生きられないですね。安心して自分の感情を出せたり、何か訴えれば聞いてくれる人がいる。自

分を受けとめようとしてくれる人がいる。そういう愛情の関係がなければ生きていくのはひどく困難です。人は一生愛情を必要とする生き物だとつねづね思います。

愛情的承認の原型は、赤ちゃんがオギャーと泣くと、親がそれにふさわしく対応してくれること――オッパイをあげたり、オムツを変えたりしてくれること――です。親がそうしてくれることで、赤ちゃんのなかに親に対する（世界に対する）信頼ができる。エリクソンは〈基本的な信頼 basic trust〉という言葉を使っていますが（エリクソン『アイデンティティとライフサイクル』西平・中島訳、誠心書房、二〇一一年、原著一九五九年）、これは親は（世界は）自分を放っておかない、ちゃんとかまってくれる、という信頼感のことです。こうしたことが「安心」の基礎になる。

これは滝川一廣さんからお聞きしたことですが、赤ちゃんが不快でオギャーと泣くときに、最初はその不快が何であるか区別されていない、というのです。しかし大人が（多くはお母さんでしょうが）、「おしっこで冷たいね」とか「お腹が空いたんだね」と言いながらふさわしく対応していると、最初の混然とした不快が次第に「冷たい不快」と「空腹の不快」へと分化していく、というのです。このことは、冷たいときと空腹のときでは赤ちゃんの泣き方が変わってくることで確かめられるそうです。

滝川さんはさらに、「泣くといつも哺乳瓶を突っ込まれる」というような機械的な対応しかされないと、感覚がきちんと分化していかない、ということがある、とも言っておられました。そういう育ち方をした人は、寒いのにTシャツ一枚でも平気、というようなことがあるらしい。私たちは、感覚は自分の身体にあらかじめビルト・インされていると考えていますが、じつは私たちの感覚は、親のふさわしい対応によってはじめて育っていく、ということになります。

「感情」についても同じことがいえそうです。私たちはふつう、怒り、喜び、悲しみ、など、自分のなかにわき上がる感情は自分のものだ、と当たり前のように思っています。しかし、人はそんなふうに簡単にはできていないようです。「どうしたの？　なんかあったの？」と訊かれて何か言うと、親がそれを受けとめて「さみしかったんだね」と返してくる。そんなふうに感情を言葉で返してもらうことによってはじめて、子どもは自分の感情を認識できる、つまり、自分の感情を「もつ」ことができる。

これは小林隆児さんから聞いた話ですが、面談をしているとき、患者さんに何か言ったら、その言葉が胸に響いたようで、患者さんの眼に涙が浮かんだ。「涙が出てるよ、どうしたの」と訊いたら、「えっ？　何ですか？」と本人はびっくりしている。自分の心が明らかに動いているのに、それに自分では気づいていない。こういうことは珍しいことではない、と小林さんは言っておられました。

つまり、感覚も感情も、信頼できる他者とのなかで、表出し・受けとめられ・それを返してもらう、という〝やりとり〟を通じて、自分の感覚や感情が持てるようになる。こうやって人は、「自分の感情や意志をもつ主体」になっていく、ということになりそうです。その逆に、「自分は捨てられないか、怒られないか」といつも親の機嫌を伺わねば生きていけないような状況で育つならば、自分の感情を表出できないばかりか、それを自覚することも難しくなるでしょう。自己内の感情も、信頼できる他者との関係のなかでそれを表出できる、つまり感情が他者との関係のなかで承認され、許されることによってはじめて、自分の感情として認定できるようになる、ということでしょう。

エマニエル・レヴィナスという哲学者がいますが、『全体性と無限』（熊野純彦訳、岩波文庫、二〇〇五年、原著一九六一年）という本のなかで、自己中心的な主体――自分の欲望や意志をもつ主体――は、安心できる領域（家）のなかで親密な女（母・妻）がいることによって可能になる、と語っているところがあります（「第二部D第二節「住まうことと女性的なもの」）。これも私がいま言ってきたことに対する、レヴィナスなりの表現だろうと思うのです。レヴィナスは、自己中心的な主体が「他者」――寡婦、貧しい人、外国人など――の眼差しの前で、自分の自己中心性を乗り越えて倫理的であることを強いられる、と語った哲学者として知られています。つまり、自己中心性を批判した哲学者というイメージです。確かにそうなのですが、『全体性と無限』を注意深く読んでみると、レヴィナスは、自分なりに物事を享受したり意欲をもったりする自己中心性が成り立つことを非常に重要だと考えていることが分かります。つまり、そもそも自己中心性が成り立たないと倫理性も成り立たない。そして自己中心性が成り立つためには、信頼できる親密な他者が必要である。そして、この親密な他者との関わりが一切の倫理性の基盤になる、とさえ語っているのです。

やや横道にそれました。この「自分の意志をもち他者にそれを伝えられる主体はどうやって成立するか」という問いを、私はきわめて重要なものだと考えています。ロックやルソーのような近代の社会思想は、自由な意志をもつ主体たちからなる社会を構想したわけですが――人権も民主主義も自由な主体を前提としています――じつはこのような「主体」は、それを成り立たせるための分厚い前提条件を必要としている。そのことが私たちの生きる現代の社会のなかでハッキリと見えてきたのだ、と私は感じています。ケアや支援という言葉がいましばしば語られますが、それは「受けとめ」によってその人が「主体」になっていくことだ、と言えそうです。そして、そのような受けとめの原型は、養育者と子どもとの愛情的承認の関係ということになると思うのです。

具体的な話に戻りますと、石川さんの「かりいほ」には、突然キレたりするような〝問題行動〟を起こす人ばかりが集まっているのですが、この人たちは家族関係の面でもきわめて不安定な中を育ってきた人たちだと聞いています。つまり、「欲求の受けとめ→親と世界に対する信頼感」という肝心のところで深く傷ついている。ではどのようにして支援していけばよいか、ということになりますが、この点にも後でふれたいと思います。

(2) 自律的行動と能力(できる)の獲得、そして「自信」へ

次に、人間の生を支える重要な契機の二番目として、「自律」的な行動について話してみます。〈自律 autonomy〉もエリクソンの用語ですが、親が見守ってくれている安心感のもとで、赤ちゃんは好きに身体を動かしたり、さまざまな物に興味を覚えて口に入れたりします。あちらに面白そうなものがあればそちらに行ってみる。「探索行動」をするわけです。このように自分でもって身体を動かすことが「できる」。これが自律です。この「できる」によって、赤ちゃんは得意な気持ちになるでしょうし、「自信」を得られる。

甘えることができて、安心していられる。これが第一番目の契機でした。この安心できる、という前提があるからこそ、探索に出かけることができるわけです。そして探索に出かけていくことによって物事を把握したり、自分の身体をますます器用に動かせるようになっていく。ですから、甘える「依存」と、自分で行動する「自律・自由」とは対立するものではない。ここは大切なポイントだと思います。親や親のいる場所に対する基本的信頼がないと、自発的な探索行動の契機もなかなか伸びていかない、ということが言えます。

自律のもたらすものについて、もう少し考えてみます。例えばテニスを覚え始めて、相手のコートにやさしい球なら打ち返せるようになると、うれしい。さらにもっと技術がついて「できる」ことが増えると、自信がついてくるだけでなく、ゲームの戦略をより高度なものにすることもできます。新たな能力を積み上げることで、新たな種類の快を展開していくことができる。私たちの感じる喜びや快のなかでも、「できる」ようになる自律の快は、新たな種類の喜びをもたらすと同時に、「自信・得意」という自我の快とをあわせ持ちますから、とても大きな快の一つになっています。

また、この「できる」は、親密な他者が助けてくれるのとはやや質のちがう「安心」をもたらします。例えば外国の街に一人だけでいても、地図とお金をもっていれば、好きなところに行けますし、安心していられます。地図とお金は私たちに対応「できる」力を与えるからですね。もし地図をなくしてしまうと、ものすごく不安になるでしょう。迷子になったのと同じです。

私たちは、さまざまな物事を知り、さまざまなケースに対応「できる」ようになって、安心して生きていられる。「できる」（能力）があることによって、世界は疎遠でなく「勝手のわかった」場所となっているわけです。つまり、私たちの生活は、さまざまなことが「できる」ことによって成り立ち、安心できる世界になっているといえます。つまり安心は、まずは「他者に頼れる」ことから生まれるが、さらに「自分で対処できる」ということによって可能になっていく、といえそうです。

ちなみに、哲学者のフッサールも、世界と人間との関わりを「能力」との相関として捉えています。ちょうどロールプレイング・ゲームのように、経験値やアイテム、つまり能力が増えると、世界の差し出す困難に対処する力が大きくなります。さらに、新たな能力は新たな世界との関わり（新たな喜びを与える新たなゲーム）を可能にする。このような事態について、フッサールは「能力としての自我 das Ego als Vermögen」と語ったり、主体と世界との関わりを、単なる認識の関係ではない「私はできる Ich kann」という言葉で表現したりしています（『イデーンⅡ』）。ちなみに、この「私はできる」という発想を、後にメルロ＝ポンティが身体論として展開していくことになります。

このフッサールの考え方はすぐれていますが、しかし、先ほどの第一の契機である愛情的承認や基本的信頼という視点はないのですね。あくまでも自律性や能力という観点からの人間論だといえます。

このように、「できる」を積み上げることによる「新たな喜び」の獲得や、「自信」や、物事に「対処できる安心」は、人の生を支えるきわめて大きな条件といえます。ですから、病気や老齢になって「できたことができなくなる」と、それはしばしば大きな苦しみをもたらすことになります。

救急医療の専門家である行岡哲男さんは、人間の病（やまい）の体験の本質を、以下の三つの契機で捉えています（行岡哲男『医療とは何か』河出ブックス、二〇一二年）。すなわち、①能力と欲望のバランスが壊れること（できることができなくなる）、②不条理感（なんで私だけが、等々）、③新たな生の物語の構築の要請（「これからこうやって生きていこう」という物語が通用しなくなって、新たなものにしなくてはいけなくなる）。

行岡さんの指摘の三番目は重要です。病や高齢という体験は人に苦悩や不条理感を与えますが、それを支援する・ケアする、ということは、単に医学的な治療だけでは足りないことがハッキリします。医学にできることは限界がありますから、治らないことも多い。そのさいには、患者さんが新たな物語と生き方を作り出すための支援、という発想が必要になってきます。前と同じようにはできなくても、現存の能力のもとで可能なかぎり愉快に力を発揮して生きていきたい。そういう方向ないし物語を、患者さんがたった一人で創りあげるのは困難です。物語の再構築のためには、今後可能な具体的な支援や対処の道筋が示される必要がありますし、さらに患者さんの話を受けとめてくれる人がいることによって、本人が今後をあらためて考えられるようになる、という種類の支援も必要になってくるでしょう。

ところで、この自律・「できる」という契機は、そのかなりの部分が他人からの〝評価承認〟のなかに組み込まれています。テニスの上達は自分一人でもうれしいですが、上級者から「うまくなったねえ！」とほめてもらうと、ものすごくうれしいものです。ですから、次に、人の生を支える第三の契機として、この「評価的承認」について考えてみます。

(3) 評価的承認、「社会性」へ

さて、三番目の「評価的承認」ですが、これは私たちが集団的な活動を営むなかでの承認です。愛情的承認のような無条件的なものとはちがって、「よい仕事をしてくれている」「すごい成績を出した」というように、仕事や成績に対する評価によって承認される、ということです。この評価的承認は「ほめられる」という自我の快をもたらしますから、しばしば人にとっての生きがいとなります。ですから、集団のなかでの評価を求めて努力するということも、人の生にとって大切な必要な契機といえます。

ちなみにエリクソンは、第二の契機の〈自律 autonomy〉が集団的な承認関係のなかに置かれたときに、それを〈主体性 initiative〉と呼んでいます。学童期になってよい成績を取ろうとしたりスポーツがうまくなろうとして努力したりするときのように、自律的な主体的な努力が集団の提示する目標

に向かうようになったときに、呼び方を変えて〈主体性〉とするのです。この主体性ないし評価的承認の段階は、ルールを守ってふさわしいふるまいができる、ということを含んでいますから、いわゆる「社会性」ともつながっています。

　では、親が見守っている安心のなかで自由に探索行動をする、という自律性の段階から、「集団のなかでの評価的承認をめざす主体性」の段階まで、幼児はどのようにして登っていくのか。これを簡単にスケッチしてみます。

　最初に幼児がルールを獲得するのは、親子関係からです。赤ちゃんのハイハイが始まり、やがて歩くようになると、寝ているときよりも危険になってきます。そこでお母さんが、「危ない！　さわっちゃだめ」と怖い顔をする。幼児は母親の怖い顔が見たくないから言うことを聞く。このような「禁止」が、親の与える最初のルールでしょう。さらに、おまるまでガマンして歩いていってそこでウンチができると、親たちが手をパチパチ叩いてほめてくれる。このように、養育者を喜ばせたい・怒った顔を見たくない、ということが動機になって、親の命ずるルールを幼児は取り込んでいくことになります。

　しかしこれを逆から言えば、基本的な親への信頼が欠如していると、ルールをとりこめない、ということになります。人は親への信頼と愛情があるからこそ、ルールを取り込むことができるのです。

　こうしたことを最初に鋭く指摘したのは、フロイトだと思います。子どもは親が嫌いなものを嫌いになる。親の好きなことを好きになる。子どもは、親との感情的な共振関係によって親のルール感覚をまさしく身体のうちに「取り込む」。こうして身体化されたルールはしばしば本人にも自覚されていないのですが、それに反する行為をしてしまうとひどい罪悪感を覚えたりする。このような、無自覚に身体化された親由来のルールのことを、フロイトが「超自我」と呼んだことは広く知られています。

　しかしこれは、親への愛情あってのことです。衝動的ないわゆる「キレやすい」人は、親子関係が破綻したようなところで育っていることが多いようです。人間だけが衝動をコントロールしてルールを守るようになるわけですが、そのために最初に何が必要かと言えば、誰かと信頼できる関係ができること、ですね。例えば、「かりいほ」の石川さんは、キレやすい知的障害の人ととことんつきあう。可能なかぎりその人の望みをかなえるように配慮しながら、逃げずにつきあい続ける。そうしているうちに「基本的信頼」が石川さんとの間でできてくると、「石川さんが言うんなら、言うことをきこう」ということになっていく、と聞きました。ルールを守る動機がはじめて生まれてくる、ということですね。ほんとうに親子関係と同じだなあ、と思います。

話を子どもの例に戻しましょう。子どもは、家の外、つまり保育園や幼稚園に行くようになると、他の子どもたちと遊ぶようになります。そこでは、親が命ずるのではない、遊びのルールというものがあります。ズルをすると「遊んでやらない」というような厳しい言葉も返ってくるかもしれない。親が言うからルールを守るのではなくて、自分たちが気持ちよく遊ぶためにルールが必要である、ということがだんだんわかってくる。さらに遊びのなかでは、ルールを作り替えてどんどん遊びやすく楽しくしていく工夫も起こってきます。

おそらく「かりいほ」の人たちも、最初は「石川さんが言うから」ルールを守る、というところから出発して、次第に何かの役割を担ったり集団的な活動をしたりすることを通して、集団として気持ちよく暮らしていくためにルールが必要だ、ということを了解していくのでしょう。このようにして人は「社会性」を身につけていく、と考えられます。

しかし、ここにはなかなか難しい問題が孕まれています。ルールを守って集団のなかで一生懸命がんばって評価されようとする、ということだけでは、健全な社会性が身についたとはいえないからです。

発達心理学の鯨岡峻さんは、〈「私」と「私たち」のバランスの問題〉ということを言っています（『保育・主体として育てる営み』ミネルヴァ書房、二〇一〇年）。つまり、一人の人間のなかに、集団のなかの一人としてふさわしくふるまいたい、そうすることで評価承認されたい、という思いもあるが、しかし「私」のやりたいことはちょっとちがう、というようなことも起こる。「私である」と「私たちの一員である」はしばしば矛盾し拮抗します。そのバランスをどうとるか、という課題は、人に一生つきまとうものだと考えたほうがよい。

例えば、過剰に評価承認を求め、少しでも評価が低いと思うと不安になってしまう、というようなことも起こります。私自身もかつて〝いい子病〟でした。成績がいいことでほめられる、ということが自分の中ではとても重要だったのですが、でもそのために競争の厳しい受験校のなかでがんばらなくてはいけない。そのように「がんばらされている」ことに対して、不当な感じをもっている。なんでがんばらなくちゃいけないんだ、という反発もかなりある。素直に努力する優等生ではなくて、そういう矛盾を抱えていたわけです。大学に入ってからも、サークルに入ると、やはりよい子になろうとしてがんばる。でも過剰に適応しようとして疲れますから、ある日突然、行かなくなってしまったりもする。そんなふうに、バランスがとても悪い青年でした（笑）。

なぜそうなってしまったか、ということですが、親から「無条件に」承認されている、という感じがもてずに育ってきた、ということだと思うのです。成績がよいことでほめられる、という仕方で親からの注目を獲得していく、というふうになっていたと思うんですね。つまり、愛情的承認が十分でないので、成績がちょっと悪くなっただけでも存在がグラグラしてしまうわけです。

人が生きるうえで、愛情的承認と評価的承認とは二つとも必要です。この二つは、小浜逸郎さんの言い方では「エロス的関係」と「社会的関係」（『方法としての子ども』ポット出版、二〇〇六年）に相当するものですが、無条件な愛情的承認の甘えられるエロス的世界を、人は一生必要とする。でもこれだけでは満ちないところもあって、力を使って必要な役割を果たしたりよい成績を出したりすることによって、集団のなかで評価されることも必要です。あえてどちらが基盤かというと、やはり愛情的承認だと思います。これを欠いたまま評価的承認だけで進もうとすると、バランスを欠くことになります。

この、「私と私たち、われとわれわれのバランスの問題」について、ヘーゲルという哲学者も深く考えました。これはあまり知られていませんので、簡単に紹介してみます。まず人間には評価承認されたいという強い欲求がある、とヘーゲルは考えます。ですから、承認欲求が二人のあいだでぶつかると、闘い（ケンカ）になって上下関係をつくることにもなります。『精神の現象学』（一八〇七年）では、「承認をめぐる死を賭けた闘い」と「主人と奴隷」という有名な箇所がありますが、まず知らない人どうしが出会うと、自分を認めさせようとしてケンカする。苦痛と死をイヤだと思ったほうは負けて奴隷になり、プライドを貫き通したほうが主人となる、という話です。「主人と奴隷」という言い方は極端に聞こえますが、しかし人は勝ち負けを競う「競争」のゲームを好んで行ないます。たいていのスポーツがそうですし、実世界での権力ゲームや富をめぐるゲーム、学校での成績を上げようとするゲームにも、権力・富・成績そのものを求めるだけでなく、他者からの承認の欲求があるはずです。

しかし、そんなのはバカらしい、と思う人も出てくる。『現象学』にも、一人で内側にこもって「あんな競争をして一喜一憂している奴らはバカだ、オレだけがそのバカさ加減をよく知っている」などと思う意識も登場してきます（「自己意識の自由」のストア主義・懐疑主義）。つまり、自己内で自分を承認すればすむ、と思うのです。しかしそれでは真の満足は得られない。やはり他人からの具体的な承認も必要だとわかってくる。ではどうしたらよいか。

そこで、ヘーゲルの出した最終的な答えは、自分でもって「ほんとうに価値あること」を考える。そしてそれをめがけて試行をする。そこには他者からの評価がやってくるが、それにも耳を傾けていく、というものです。たとえば、社会科の教師になるとする。そうしたら、どういうことが教師として大切なのか。生徒に社会科を教えることを通して「何」を伝えればよいのか。そういう、「ほんとうに大切なこと」を考えて試行することには、自分の工夫も含めて自由があります。そしてその試行に対して、本気で批評してくれる同僚や仲間がいて、そのなかで「やっぱりこのことが大事なんだな」と確かめあえる。そして新たな工夫を続けていく、というイメージです（『精神の現象学』理性章「事そのもの」）。

こうなると、集団の期待が一方的に個人にかかってきてそれにひたすら応える、というあり方ではなくなります。そこには、みずから「価値あること」を洞察し試行する自由があるからです。人が集団のなかで他者との関わりを持ちながら、しかも自由で独立していられるためには、自分のなかに「こういうことが価値あることであり、他の人も——即座にではないとしても——この自分の意見に賛成してくれるはずだ」という普遍的な（一般性をもった）洞察が必要である、とヘーゲルは考えたのです。

別の言い方をしてみると、私はこんなのはイヤだ、と叫ぶだけでは自由にはなれない、ということです。イヤだ、ということのなかに普遍性（他の人もそう思うだろう「理」）があると思えてはじめて、自分を立てる「根拠」になる。私の好き嫌いだけでは、われとわれわれの矛盾を解決していく道にはならないのであって、普遍的な価値あるもの（支援の場合なら、どういうことが支援としてよいものといえるか）を求め語りあい、自分のなかに、普遍的な価値あるものの確信をもつことが必要である。そしてその点からみて集団のあり方に足らないところがあれば、それを改めようとする動きも集団のなかに起こってくる。一言で言えば、個人を社会や集団に対してよい形で独立させる根拠となるのは、一般性をもつ価値を個人がみずから洞察し、相互に確かめあうことである、というのがヘーゲルの思想であり、ぼくはこれはほんとうにそのとおりだと思います。

さて、このような普遍的価値や集団の適切なルールを互いのなかで育てていくためには、集団の風通しがよいことが必要です。より正確にいうと、自分の都合や思いが集団のなかで安心して出せること（攻撃されないこと）、かつ、他者の思いや都合を聴く耳を多くのメンバーがもっていること。そうなると、互いの事情をわかりあいながら集団のあり方を柔軟に変えていくことができます。つまり、互いの言い分や想いを聞きながら相互の関係を調整したり、ルールを変更したり、集団の目標を新たに再設定できる。こうなってくれば、ただルールを守るだけではない、一歩も二歩も進んだ「社会性」が身についた、といえるように思います。

　このように集団の風通しがよくなるためには、そこに互いの想いを語り合える「表現の関係」がある程度、生きて働いていなくてはなりません。この「表現の関係」は、役割集団を離れて独自の場面をつくることも多いのですが、これについて次にお話ししてみます。

(4)「表現」の関係

　これは四番目に大切な契機としてお話ししてみたいものです。基本的には愛情的承認と、能力を発揮して評価承認される、という二つが大切なのですが、さらに、表現による承認というレベルがあって、これがじつはとても大切なのではないか、と私は思っています。表現による承認とは、言葉や音楽で自分の想いを出してみる。すると相手がそれを受け取って「その気持ち、わかるよ」といってくれる、ということです。その受けとり・受けとめが「表現による承認」ということの核心です。もちろんそのうえで、「気持ちはわかるけど、でも考え方は、ぼくは君とはちがうところもあるんだ。例えば～」という反応が返ってきてもよいわけですが。

　詩や小説を書くことは不特定多数の人に思いを投げることですが、これも基本的には、対面的な表現の関係を広い規模でやろうとしているもの、と考えられます。書き手は反応が返ってこないとさびしいですし、我が意を得たりという反応・批評があると、ものすごくうれしいものです。

　このような表現の関係には、評価的承認の面もありますが（言葉や技術が巧みだ、思いがよく伝わってくる、など）、本質的には、愛情的承認の関係に近いと思います。赤ちゃんと親でやっていた「受けとめ」の関係を、言葉を用いて高次の仕方でやり取りをする。そのことで「存在」を承認してもらう、ということですね。表現の関係とは、能力の承認ではなく、存在の承認なのです。だれかが何かつぶやいたとき、この人はこういう気持ちなのか、と受けとめて、それを返してあげる。こうしたことが表現の関係の原型であって、洗練された言葉でそれをやれば文学や詩になる、ということだと思います。

一つ具体例を挙げてみたいのですが、私が大学で授業として実践してきたことのなかに、大学一年生に一年間に八本の作文を書かせる、というプロジェクトがあります。その第一回目のテーマは「あなたの記憶に残っていること」を書いてください、というものです。何か記憶に深く残っているエピソードを、読み手にわかるように書くこと。さらに、なぜその記憶が深く残っているのか、ということを現時点で考えて書くこと、を求めます。

それを添削者が読んで添削するわけですが、相手の言葉にこめられた想いを受けとめる能力が添削者にあるかどうか、が大事です。この「受けとめ」がすべてのスタートになるからです。添削者は、書き手がどんな思いで書いているかを受け取ろうとしながら、例えば「たぶんこんなことを言いたいんだと思うんだ。でもこの言い方だと伝わらないよ。ここをもうちょっと書きこんでみて」というふうに学生に返していくわけです。この受けとめがうまくいくと、学生は添削者に大きな信頼と安心を抱くようになります。そして、ともかく課題をすませればいいんだろう、というような態度ではなく、ホンキになって自分の体験と思いを見つめ直そうとしてみたり、また読み手に伝わるような言葉を探そうとするようになる。

これはときには、学生にとってびっくりするような貴重な経験になることもあるのです。なぜなら、いまの学生の多くが、他人のなかに踏み込まないようにしているからです。そして自分にも踏み込ませない。「お互いの思いの領域には立ち入らない」ということが互いを尊重していることになる、という感覚が強いのです。ですから、彼らの多くはとても優しい人たちですが、言葉をかけあう共同的な世界と、自分だけの思いの世界とはまったく別世界で切り離されている、と感じていることが多い。

ところが、このような作文を書いてみると、それをホンキで受けとめ返そうとしてくれる他者がいることがわかる。そして、言葉に想いを載せることができるし、それが確かに伝わっていると思える、という経験をもつ。このような経験は、自分の思いの世界が他者に開かれることがあるのだ、という特別な発見であって、素晴らしくうれしいものとなるのです。

書いたことを添削者は受けとめて、率直に返してくる。このような応答のなかで、自分の気持ちを出してもいいんだ、受け取ろうとしてくれるんだ、という安心感・信頼感が生まれてきます。この安心感があるからこそ、自分でも見ようとしなかった自分のなかのもつれた複雑な思いにも、向き合って言葉を与えようとする勇気が出てくる。そして、言葉を他人にわかるようなものに工夫しよう、という意欲も出てきます。

さらに、学生と添削者との関係だけでなく、他の学生の書いた作文も読んでみる。すると、他人の思いの世界にふれることになります。学生は、他の学生の書いた作文にはひじょうに興味を示します。――「この人はこんなことを書いているが、これまでどんなふうに生きて来たのかな」と思ったり、ときにはそこから自分を振り返って、「おれはこれまで人生は八〇点取らないとダメだと思ってきたけど、そうではないのかもしれない。いろいろな人生の形があるんだな」ということを思ったりします。つまり、他者の生への関心と想像力が目ざめる。そして、自分と共通する思いがあることにびっくりしたり（なんだ、こいつも同じように感じていたのか）とか、また感じ方や育ち方の違いに気づいてびっくりしたり、また、「こんな書き方もあるんだ」というふうに表現の仕方に刺激を受けたりします。

つまり、表現の関係は、最初は「思いの受けとめ」としてスタートしますが、そこから他者への関心が育ち、次第に人としての共通なものや人の生の条件のちがいに鋭敏になってくる。さらに、自他の生き方の形をよりよいものに作り替えようとする、というところにまで進んでいく。つまりは「思想の営み」ともいうべきものへと育っていくのです。

なぜ、表現の関係を強調したかといえば、これが人が生きるうえで大きな喜びであり、人の生を支える重要なものの一つであること、がひとつの理由ですが、もう一つ、支援をするためには表現の関係が必須である、と思うからでもあります。

自分の思いの世界と共同的な世界とのあいだが完全に「切れて」いて、相手に踏み込もうとしない人――さきほど指摘した若者たちも――は、支援することはなかなかできないと思います。支援には相手に踏み込んでその思いを察知し受けとめることが、必須だからです。そうできるためには、しかし、自分も他者から思いを受けとめてもらった、という体験がないといけない。

自分の思いを言うと、相手がうけとめて返してくれたという体験がある。そのうれしさを知っている。そういう経験がある人は、他人の思いを受けとめようとしますし、他者のあり方への想像力が働くようになる。思いをやりとりしあう表現の関係は、支援の関係にとても近いのです。支援したりされたりするような関係感触を、表現の関係は育てることができるはずです。

さらに、支援する人たちの職場がそういう「やりとり・受けとめ」＝表現の関係ができるような場になっているか、ということ、これは決定的に大事です。自分の思い（不安になったことや気づいたこと）を、安心して出せる。出せば受けとめてもらえて、相手から返って来るものがある。仕事のなかでの気づきを深めていくことができる。そして、やりとりのなかで「支援にとってはこれが大切なんだな」という価値への気づきが深まってくれば、モチベーションも上がってくる。ヘーゲルのところでいったことですね。

このように、表現の関係が職場のなかで生き生きと動いていることによってはじめて、支援する人は利用者の思いを受けとめることも、仕事の気づきを深めていくこともできるはずです。表現の関係が封じられている職場があるとするなら、いくら「利用者の思いを受けとめて」といわれてもできるはずがない。自分の思いを受けとめる場をもっていない人が、どうして他人の思いを受け取れるでしょうか。他人のあり方への想像力と興味を生き生きと持ち続けることができるでしょうか。できるはずがないと思います。

支援の現場における表現の関係の必要性、ということ、これはとても大切なことだと、強調しておきたいと思います。

まとめとして――支援する人たちに

では、最後にまとめましょう。人を支える条件とは何か、その基本的な契機を語ってきました。

まず一つ目に、思いや欲求を受けとってもらい、大事にされること。そのことで他者と世界に対する信頼や安心が生まれるのでした。この点で傷がついている人も、思いを大事にしながらつきあいつづけてもらうと、だんだんと相手を信頼するようになる、という石川さんのお話もしました。

二つ目に自律性、三つ目に評価的承認、という話をしました。認知症の方のようにかなり依存的であるように見える人でも、自分なりにエネルギーを出して何かをやることがうれしい。だれかを手伝ってあげたり、何かカラオケがうまくなる、でもよいのですが、こういう自律的な行動は人にとって大きな支えであり、喜びである、ということ。

またそのさいに、集団のルールの話をしました。まず、ルールというものは信頼する人がいることによって、初めてルールを身に付けることができるということ。さらに集団のなかで役割を果たし、そのことを認めてもらうなかで、自分たちにとってルールが必要であることに気づく。さらに、ルールを自分たちで適切な仕方でつくりあげたり変更できたりするようになると、非常に高度な社会性を獲得したと言える。

四つ目に、表現の関係という話をしました。これに関わることですが、支援する人のなかに人間に対する興味が生きているか、ということがとても大切だと思うのです。私自身も自分の中に波があって、疲れると人に対する興味が薄れ、引きこもった気分になっていることにハッと気づくことがあります。

表現の関係が機能していると、他者への興味が持続しやすい。そして他者の理解は、振り返って自分の理解にも通じていく。支援は大変な仕事ですが、特別な喜びがそこにあるとすれば、他者に対する気づきと自分に対する気づきをつねに新しくしていく、いくことができる、ということだと思います。この気づきが展開していけば、支援の中身も新しくなるし、自分自身もハッピーになる。そのためにも、職員の中で表現し合う関係が機能しているか、つまり、支援の中で自分の心が動いたことを語り合えるか、ということは大切です。

教師も同じですね。活気のあるいい雰囲気の学校は、子どものことを語り合える場になっています。仕事の中で心が動いたこと、つまり嬉しかったことや失敗したことを出せる場になっています。

これと関連した話ですが、先ほど名前を挙げた鯨岡峻という発達心理の先生は、「保育」の場面で「エピソード記述」という実践を広めておられます。これがとても面白いのです（鯨岡峻『エピソード記述を読む』東大出版会、二〇一二年など）。

どういうものかといいますと、保育士さんが子どもとの交渉の中で「心が動かされたこと」を、エピソードとして書きます。単なる客観的な保育日誌ではダメで、自分の心が動かされたことを書く。これが大切です。エピソードを描くだけでなく、そのときに心が動かされたのはなぜかを振り返り、それを深めて書いていきます。

次に、そうやって書かれたものを保育士同士で読み合って、感想を交換しあいます。これは、互いの想いの交流を通じて「保育とは何か・どういうことが保育にとって大切か」を考え合う実践になっているわけです。これとまったく同じやり方でなくともよいと思いますが、職場の中でもそのようなことができると、支援にとって大切なことを考え合っていける「表現の場」に職場がなっていくのではないでしょうか。

（「飢餓陣営」39号より）

Ⅱ　発達障害と司法

社会的弱者と刑事司法　後藤弘子氏に聞く

司法から疎外される犯罪加害者

――論文「女性と犯罪」（＊）から、そのテーマについてお話しください。

後藤弘子　女性の薬物使用者たちは、売春やＤＶの被害があり、文字通り生きのびるために犯罪を行なってしまうという発想に立っています。「女性と犯罪」という論文で私が強調したかったのは、刑事司法過程が、〝傷のいやし〟にはならなくとも、〝さらに傷をつける〟ものであってはならない。刑事司法自体が、被告人である女性たちを特別にケアしなくてもいいけれども、少なくとも回復の妨げになることを許してはならない。彼女たちのその後を生きるための支援を、刑事司法過程で行なうことを可能にする筋道はないか、ということです。

彼女たちは、刑事司法過程や刑法や、その周辺のシステムから排除されている存在です。犯罪は男性が行なうものであるという発想が抜きがたくあるなか、ほとんどのシステムから排除されている女性たちが犯罪行為を行ない、司法過程に組み込まれていくわけですが、しかしそこでは、男性犯罪者をモデルとした司法体系が作られています。そのため、女性はメインストリームにはなれず、刑事司法によって、彼女たちはさらに傷ついてしまうのです。

ところが、じつは男性犯罪者も司法過程では排除されている存在なのです。

刑事司法過程がなぜ必要かといえば、国家が権力を行使して侵害された秩序を回復するためですが、これまでその過程は、法律家以外の、いわゆる一般の人を排除することで成り立ってきました。ですから、一般市民はそこで何が行なわれているのかについて、ほとんど何も知りません。知らされてこなかったわけです。

それは一般市民だけに起こっていることではなく、被疑者や被告人も同じです。司法過程の中で自分の身に何が起きているかを、じつはほとんど理解していないのです。

刑事訴訟法には、被告人は刑事事件の当事者だと書かれてはいますが、ほんとうの当事者は法律家です。被疑者・被告人は脆弱な存在で、社会的資源に乏しく、いろいろな意味で「傷」を負っています。その「傷」が癒されないうちに、公判を迎えることになると、自分の事件や自分の権利について、十分に理解することができないのです。それは、被告人の法律的な意味での責任能力や訴訟能力の有無とは無関係です。公判において、何が起きているのか、正確に分かっている被告人はいないのではないかと思います。判決書も、被告人には渡されないので、被告人は結論の部分しか理解できないし、気にしない。それが刑事裁判のこれまでの実状だったと思います。

あるとき、横浜地裁で性犯罪の事件を傍聴したことがあるのですが、最後に「結審します。何か言いたいことはありますか」と裁判長が言ったところ、被告人が「私はやっていません」と、突然、言い出したのです。結審しているし、最初は「どうしたんですか」と裁判長も言っていたのですが、段々、矛先が弁護人に向いていきます。「どうして今ごろになって言うんですか」と裁判長に問われると、被告人は「いつ話していいか分からなかった」というのです。弁護人は、それまで一体何をしていたのでしょう。それに対して弁護人は最後まで何もいいませんでした。これも被告人が自分が直面している問題を認識していないということを示すエピソードとなっています。

法曹養成教育の充実の必要性

後藤　もちろん素晴らしい弁護人がいることは否定しませんが、残念ながら、刑事裁判の大半が国選弁護人によるものであり、すべての国選弁護人が十分な弁護をしているとはいいがたい状況にあります。

刑事弁護を専門にやっている弁護士は、そのことをよく知っています。ですから、刑事弁護の技術をどうやって底上げするかいろいろな工夫がされています。裁判員裁判制度が導入されたこともあり、刑事弁護人をきちんと教育する必要性が意識されるようになりました。そのため、多様な教育が、日本弁護士連合会を中心とした弁護士会を中心に行なわれています。

弁護士会も一生懸命刑事弁護人の育成をし、裁判員裁判について、十分な教育をしようとしています。ただ、問題は、すべての国選弁護人になる人が十分に教育されていないということです。裁判員裁判で弁護をするには、一定の教育をうけなくてはならないという取り決めをしている弁護士会もあります。けれども、教育を受けたうえで名簿に登載される弁護士だけを刑事弁護人として裁判員裁判を担当させるという制度にまでは、まだなっていなっていません。弁護士会で努力しているところもあれば、弁護士の数が少ないところでは、そうもいっていられないという現状もあります。

ロースクール制度とも関連するのですが、法曹養成のあり方が、二〇〇四年にロースクールができたときに変わらなければならなかったはずなのに、ほとんど変わっていない。司法研修所は、基本的に裁判官を養成する機関なので、裁判で裁判官が何をすべきかを教えるという裁判官中心の教育のシステムがいまだに続いています。司法研修所の必要性といった基本的なことも含めて、初めに十分に議論し制度設計を行なう必要がありました。

とはいえ、いろいろな動きが出始めていることは確かです。たとえば臨床法学教育という分野があります。そこでは、リーガル・クリニックという、医学部のように学生が実際の事件を引き受けて対応するという教育方法があります。アメリカでは重要な法曹養成養育として取り組まれてきたものですが、そのリーガル・クリニックを法曹養成教育として実施するロースクールも増えてきています。

司法研修所での研修ではなく、実際の相談者がいる具体的なケースについて、これまでの実務のあり方に批判的に検討を加えながら、法曹家として必要な力をつけていくという教育がロースクールで行なわれています。司法試験や今までの法廷での活動に欠けていた教育が行なわれています。その意味では、二〇〇四年以降の法曹養成教育は、ずいぶん質が高くなっていると思います。

ただ、残念なことに、三〇〇〇人のロースクール出身者を合格させるはずだった司法試験が、二〇〇〇人の合格者に留まっているため、司法試験に関係がないと一見みえる科目を学生が取りたがらないという望ましくない状況が生まれています。

刑事司法における事実の書き換え

後藤　先ほどの「女性と犯罪」の問題に戻れば、刑事司法過程の中で行なわれているのは、「事実の書き換え」なのです。

女性犯罪の場合、なぜ薬物を使うのかといえば、生き延びるために使うわけです。例えば薬物を使わなければつらくて売春という仕事ができない。ところが検察官は冒頭陳述で、決まって、「セックスがよかったから」などという類のことを、薬物を使う理由に挙げる。そのような供述はあったかもしれませんが、それが薬物を使い続ける理由ではありません。法廷のような公的な場で、公的な役割をもった人によって、このように事実と異なることが語られていくと、本人たちもそれを信じ込んでしまうことになります。

自分がなぜそういう薬物を使わざるを得ない状況になったか、という事実に向き合うことができないばかりか、「書き換えられた」真実や事実が押し付けられ、それに沿って自己の回復を図ろうとするようになります。でもそれは間違った回復です。多くの女性犯罪者たちは、刑事司法過程で自分のリアリティとは異なるリアリティを押し付けられ、それを受け入れざるを得ない状況に置かれます。なにかしっくりこないことを認識しながら、社会の規範だからと規範適応的になっていく。そこには、真の回復、更生はありません。

同じことは、アスペルガー症候群の少年たち（おとなたち）にも言えると私は考えています。刑事裁判や少年審判は法規範や社会規範にそった形で行なわれます。その場合、自分のリアリティとは違うことを、規範に添った応答として証言させられることが少なくないのではと感じています。自分のリアリティを実感として答えても、自分の評価とは違う形で評価される。自分にとっての事実と異なる形で事実認定がなされ、その責任を負わされる。そうやって責任を果たすことが刑事司法においては求められます。

責任の果たし方は、刑務所に行くことであったり、被害者への謝罪であったりするわけですが、そんなに簡単に謝罪ができるわけではない。口先だけではない謝罪をするのは、とても時間を要する内的作業です。自分の尊厳が受けとめられ、被害体験の傷が癒え、そして少しずつ他者に向き合えるようになっていく。これは少年だけではなく、すべての人に言えることですが、それを先取りする形で、謝ることの重要性だけが強調される現在の刑事裁判では、被害者が望むような形での「謝り方」を強制される。それ以外は許されないことになってしまいます。

見逃される犯罪事実の多面性

――「事実の書き換え」と言われたことについてもう少し。

後藤　刑事司法は事実を明らかにするために存在しているといわれていますが、事実はそもそも多面的なもので、国家は国家の目線で事実を認定しようとする。そのために司法過程では、国家が望んでいる事実のモデルと、捜査関係者や裁判所に認定された事実と、被害者が認定する事実がある。被害者の望むような事実が認定されるかと言えば、必ずしもそうではなく、被害者は被害者で「自分の事実」を持っているわけです。

私は長い間犯罪被害者の方にお話をお聞きしてきました。最初は加害者側から見た少年法の本を出し（『少年犯罪と少年法』『少年非行と子どもたち』など）、そのせめぎ合いのように被害者側に立った本を出しました（『犯罪被害者と少年法』）。二つの仕事を終えるのに、一〇年くらいかかりました。一つわかったことは、遺族の方は、特にお子さんを亡くされた遺族の方は、自分が信じたい事実というものがある、被害者にとっての事実は必ずしも法廷で認定される事実ではないということでした。

そのため、法廷においては、三つのリアリティ、三つの事実が交錯する。裁判所が刑罰を科すために認定する事実、被害者の回復のための事実、加害者の更生のための事実の三つの事実がある。

被害者（遺族）が参加できるという現在の制度は、被害者にとって選択肢が増えているようですが、ある意味で強制となってしまっているところがあります。私が疑問なのは、公判に参加するかしないかの選択肢を被害者（遺族）に与えているということは、被害者（遺族）が「強い個人」であ る、という前提をもっているということです。しかし、被害者（遺族）は社会の中でも最も弱い存在で、裁判への参加が被害者として生きていくその後の人生に肯定的な影響を与えるためには、どれだけのサポートが必要かわかりません。何のサポートもないままに、「強い個人」を前提としたシステムを導入し、そこへの参加を求めるという制度は、できれば私は、やめてほしいと今でも思っています。

もちろん被害者といっても、さまざまです。性暴力の被害者であっても、被害者として参加をすることで、立ち直りの道を歩き出している人がいることを否定するものではありません。しかしそれには、とても手厚いサポートが必要ですし、短期的にはそれで充足されるかもしれませんが、十年、二十年経ったとき、どうなっていくのか。被害者へのサポートがきちんと続いていくかどうか。そういう長いスパンの問題として「被害者参加制度」を考えなければなりません。

刑事裁判には、国家や裁判所にとっての事実があり、加害者・被告人にとっての事実があるわけですが、被害者が裁判参加することで、被害者がもっている事実や期待する事実もそこに交錯していくことになりました。そして、そのどれが優先されるかというと、国家の事実が優先され、次に被害者の期待が優先され、最終的に被告人の事実がほんの少しだけ考慮されるという、そういう構造になっている。

その構造の中で、ジェンダーや、障がいという問題が入ってきた場合、またそこでステレオタイプな見解が押し付けられることになります。ジェンダーに関連しては、女性という加害者の声が刑事司法制度でゆがめられている状況にあるのではないか、ということを書きたかったのです。発達障害をもった人たちにあっても、同じような構造になっているのではないでしょうか。

——おっしゃる通りだと思います。そういう刑事裁判の構造、あり方を変えたいと考えておられるわけですね。

後藤　そうです。こういう刑事裁判を変えたいと思っていて、何とかして刑事裁判が、「立ち直りのための支援」を担うことができないかと考えています。裁判官、検察官、弁護人という法律専門家という三者のせめぎ合いの中で、これ以上、加害者を傷つけないでほしい。立ち直りに役に立たないような公判のあり方はやめてほしい。そういう主張です。

色々な問題があるのですが、刑事裁判自体、強い個人、個人の責任、「個」というものが前提になっています。それから刑事司法全体で言えば、日本には刑罰しか選択肢がありません。はっきり言えば刑務所に行くか行かないか、という選択肢しかないのです。もっと早い段階で支援を行なうという取り組みはできないのか。

性犯罪にしても色々なプログラムが用意されていて、刑務所に行くかプログラムを受けるか、という選択肢が刑事司法に入っている国もあります。社会奉仕命令があったり、薬物に関しては治療という選択肢があったりする。日本は刑務所に入るか入れないか、それだけです。

近年、色々な取り組みをしていますが、刑務所は基本的には刑の執行の場です。刑法に書いてあるように、一定の刑期の間、刑務作業を行なわせることが中心です。〇七年に法律が変わって「個別的処遇計画」が作られるようになったり、教育が義務化されたりしていますが、だからと言って、刑務所が依然として刑務作業を中心として運営されていることには変わりがありません。教育関係のスタッフの数を見ればわかります。数が少ないですし、多くは少年院での教育に携わっていた人たちです。三人や五人で、限られた時間で全受刑者の教育をどうやってやるのか。

少年刑務所（二十六歳未満の男子受刑者を収容）である川越や奈良の場合でも、少年受刑者だけに対して特別なスタッフが配置されているのではなく、全受刑者に対しての教育スタッフです。かつ両方で性犯者に教育プログラムを実施しているわけです。そのための特別なスタッフが配置されていますが、教育のための教室が十分ではないなど、物理的な実施環境は必ずしも保証がされていません。他の刑務所よりは少しはましというレベルです。

他の刑務所ではほとんど教育は行なわれていません。教育的処遇日という日が月に二回ありますが、十分に機能していません。ビデオを見せて終わりです。グループワークをやっているところもありますが、その対象となる受刑者の数が圧倒的に少ない。刑務所に行ったとしても、更生には直接役に立たない刑務作業をしている。社会で生きていくための新しい技術が身につくわけでもない。こういう現状を何とか変えることはできないか、と思うのです。

――おっしゃるように、刑務所での処遇は再犯の防止にはつながらない、という多くの指摘がありますね。

後藤　本当に再犯を防止したいのであれば、出所させないことです。これはジョークですが（笑）。二〇一二年七月に公表された「犯罪対策閣僚会議」の数値目標があります。こんな数値目標を作ってどうするんだろうと思うのですが、会議では再犯を二〇％減らすことを目標とするとされています。三分の一の再犯者によって、六〇％の犯罪が行なわれていると言われますが「再犯」って何ですか、という話になる。なにをもって再犯というのか。

「犯罪対策閣僚会議」は、二〇〇二年に立ちあげられたのですが、五年以内における再入率の平均値を基準とし、二〇二一（平成三三）年度まで二〇％以上減らすというのです。私が知るかぎりでは、戦後初めて犯罪防止の数値目標を掲げたことは評価できると思います。

では、この数値目標を達成するために何をすればいいのか。刑務所から出さないことです。刑期を長くするとか、出所させない。検察官と裁判官が集まって「この数値目標は達成できないから、とにかく出す人を減らそう」と裁判官がいい、「わかりました、がんばって求刑を重くします」と検察官が言い、裁判官も「了解しました。なるべく重い刑を科しましょう」。そこに仮釈放の地方更生保護委員会が、「わかりました、出す受刑者は厳選し、きちんとしている人だけに限ることにします。二年以内には入らない、戻ってこない人だけを出します」という。そういう社会になるのではないかという話を、授業の時に冗談でしていたのです。

法務省矯正局は数多くのプログラムの実施を予定していますが、刑事施設や少年院の中だけのプログラムでは、数値目標は達成されません。社会に戻った時の居場所と仕事を確保する必要があります。

二〇一二年の大阪地裁判決について

——二〇一二年の大阪地裁の判決は、まさにそんな判決でしたね。求刑一六年のところ二〇年の判決。その理由が、発達障害の人は反省しない、このまま社会に戻すことは再犯の可能性が大きい。家族は引き取りを拒んでいるし、社会的受け皿もない。そんな理由でした。

後藤　大阪の事件に対する判決は、二〇年刑務所に入れたら、うまくいきますよという話ですが、ありえないことです。まずスタッフがいません。発達障害についてきちんと理解している行刑施設のスタッフは、少なくとも私の知る限りでは、ほとんどいないと思います。

さすがに少年院の領域では、発達障害に関して理解のある人がいます。発達障害について、少年院のリーダー的存在だった教官が、広島少年院における暴行事件で逮捕され、有罪になった事件はご存じだろうと思いますが、今の少年院は、私が思っていた以上に、逮捕の影響はありません。あれだけの業績を残した人なので、少年院の教育はストップし、後退するかなと危惧していたのですが、そこまではありませんでした。それは少年院での話で、ほとんどの刑務官は発達障害についての知識はないと思います。少年院でもよほど自覚的に取り組まなければ、毎日の仕事に追われてしまい、発達障害のような新しい知識に対応することはできません。

もう少し刑務所の話をすると、今、収容人数がかなり落ち着いてきていて、過剰収容は女性受刑者の施設以外はなくなってきました。女性の受刑者数が上がっていることには色々な理由があるかと思うのですが、ひとつは、女性の犯罪に対して重罰化傾向があることです。自分の子どもを殺した場合でも、七〇年代後半まではほぼ執行猶予が付いていました。

以前、嬰児殺（生まれて一年未満の子どもの殺害）の研究をしていたのですが、女性が生まれたばかりの嬰児を殺すことを司法はどう評価していたか。結婚していて四人も五人も子どもがいて、避妊してほしいんだけれども夫はしてくれない。その結果妊娠してしまうわけですが、中絶するお金がない。産んで殺害する。そういう事案が数多く刑事裁判の対象になったのです。そのとき裁判官は、量刑を判断する事情として、彼女だけのせいではない、という書き方をしている判決文があるのです。夫にも避妊に協力するなどの責任があるのだから、彼女だけに責任を負わせるわけにはいかない、執行猶予をつける。そういう判決です。

ところがいまは、子どもを殺せばあくまでも個人責任として、その人の事情、背景、特性を無視し、個人だけに責任を求める。その人だけが悪い。そういうかたちでの判断になってきています。女性であるというエクスキューズも、孤立していたというようなエクスキューズもない。男性と同じように、個人の責任で罰を受ける。

女性犯罪者の場合、覚せい剤の自己使用が多いのですが、覚せい剤の自己使用は厳しく取り締まる政策になっていますから、実刑判決が多くなる。これまでは初犯の場合には執行猶予が付き、次に保護観察がつき、そして実刑という段階的ルートがあったのですが、その段階が飛ばされるようになったのです。女性が刑務所に行くことが増え、そもそも刑務所自体の数が少ないですから、どこも一二〇％くらいの収容率でしょうか。刑務所の適正収容は八〇％だといわれていますから、どれだけ大変かわかると思います。

女性刑務所以外の施設は収容人員は落ち着いてきていますが、基本的にはどこも少ない人数で、大勢の受刑者をコントロールしなくてはならない。それができるような制度として成り立っている。ところが、教育という作業は手間暇がかかります。少年刑務所が個別的処遇計画に基づいて行なっているとは言っても、少年院とは質と量が違います。重大犯罪を行なった少年を少年刑務所に入れ、教育もできるようにするというのは、今の制度を前提とすると不可能です。教育に必要な圧倒的な時間を、刑務作業を削って確保しなければいけないわけですから。

「島根あさひ社会復帰促進センター」のようなＰＦＩ刑務所では、治療共同体（依存症の人たちが共同生活のなかで回復を模索する）のコンセプトを取り入れ、いろいろ取り組みをしているところはありますが、少なくとも人を殺した人にかんしてはそのような機会はないのです。軽微な犯罪であれば、大半は何もしなくても立ち直るでしょう。

最近千葉刑務所では、生命犯のためのプログラムを実施しています。入所して何十年もたった受刑者がグループワークをしているのです。そのプログラムにゲストスピーカーとして参加しているのですが、これまで何もしてこなくて、何十年か経ってから、さあ自分がどんな犯罪をしたか考えましょう、と言われても、それはなかなか難しい。自分のやったことをおそらくほとんど考えてはこなかったろうし、無視してきたし、自己正当化もしています。もちろんやらないよりはやったほうがいいと思いますが、もっと最初から、しかも継続的に行なう必要を痛感しています。

前も言いましたが、刑務所自体は刑を執行する場所です。刑罰とはこのようなものであるという要請が国家からあるので、それ以外の選択肢は刑務所にはない。しかし私は、再犯防止のことを考え、刑務所がもっとケアの視点を取り入れることを考えないといけないのではないかと思うのです。

北九州医療刑務所はご存知ですね。そこに佐藤誠さんという所長がいました。もう退職されていますが。そこに行くと、殺人罪などで入所している人が一人二人だけではないのです。重い精神的な問題を抱えている人もいます。今でこそ医療観察法がありますからさまざまな対応ができるのでしょうけれど、昔はなかったわけですね。北九州医療刑務所の佐藤先生がおっしゃっていたのは「せっかくここの刑務所に来たのだから、ここで幸せになって欲しい」、そう言われるのです。私もそう思うのです。

お金をかけているわけです。刑務所に来る前も来てからも。逮捕して、身柄を拘束して、刑事裁判を行なうのにかなりの経費が掛かります。そうやってせっかくここに来たのだから、いろいろと学んでほしい。それまで排除され、いろいろなものを奪われ、やっとここにきて安全・安心を見つけることができた。佐藤先生は、安全・安心な場所を彼らに提供したいと言っているわけですが、見ていると、受刑者たちはすごく穏やかに暮らしているのです。他の刑務所では手に負えなくてずっと単独室に閉じ込めていた受刑者を、なるべく部屋の外に出すことに努めている。部屋の外に出し、そこでも安心と安全を感じることで、「落ち着いた暮らし」を取り戻してあげる。そういう取り組みをされていることが、とてもよくわかるのです。

――私も一度お会いし、お話を伺ったことがあります。医療環境としては大変な困難があるかと思うのですが、そういうなかでも、ちゃんとこういう取り組みをされている方はいらっしゃるんだと感じました。

後藤　それで、大阪の事件に話を戻すと、危惧されるのは、彼を手に負えない受刑者という扱いにし、昼夜単独室にずっと入れっぱなしにしておくことにならないか、ということです。彼の受け答えや人間関係の取り方は、普通の刑務官から見れば反抗的ということになってしまうでしょう。いわゆる常識的規範に添って行動することはできないわけですから。

刑務所では、他の人との関係がとても大変です。元受刑者だった人に何が大変だったかと聞くと、口をそろえて、「人間関係」と答えます。作業工場での人間関係、舎房での人間関係。少年刑務所も同じですが、濃密な人間関係のなかで生活し、振る舞いが厳しく規定されています。慣れてしまえばいいのでしょうが、慣れることができなければ、いろいろな問題が生じるし、場合によっては刑務官では対応し切れないから、単独室に入り続けさせられる、ということが出てきます。そうすると、そうとうの制約を蒙ることになり、治療どころの話ではありません。彼のような人間は、刑務所でも孤立し、排除される状況が容易に推測できるわけです。

また「社会の受け皿」は私たちが作っていかないといけないわけで、犯罪についての議論で一番欠けていると思うのは、犯罪者を作った責任が社会にはある、責任を分担するという思想です。早期に障害やその他の問題に気付いて対応していれば、犯罪者にはならなかったという人は大勢いる。そうした側面を無視してきたのです。重大な事件を起こした少年で、家庭の中に暴力の存在しなかった人はいないですし、重大事件になればなるほど背景要因は複雑化します。そのことに気付き、早いうちに介入できていれば、被害者を出さなかったはずです。社会が気づくことができなくて、犯罪予防に失敗したという責任を、多くの人が無視していると思うのです。

犯罪被害者支援と加害者の間に立って

――少年事件の話題になりましたが、ご著書『犯罪被害者と少年法』では、犯罪被害者へ支援しつつも、加害少年に対する理解も求めるという、かなり難しい立場にご自身を置いておられます。

後藤　まず、少年法は甘いとよく言われますが、私はそうは思いません。なぜかというと「少年の責任は半分くらいだよ」と法律自体が言っているからです。親の責任だったり、社会の責任だったり、メディアの責任だったり、みんなで責任を果たそうという法律が、少年法の趣旨です。ところが社会の多くの人が無責任になり、被害者には共感するけれど、加害少年に対する責任を取ろうとは誰もしません。たとえば光市の事件について死刑に否定的なコメントをすると、いろいろな手紙やメールや電話をいただくのですが、ほとんど全員が「被害者の気持ちを考えろ、ひどいことをいっている」と、同じことを言ってくるのです。でも、あなた自身はこの事件の被害者ではないのだから、自分自身の責任について考えていただきたい。そう思うのです。判で押したように、自分が被害者になったつもりでいます。

私は、光市事件の被害者遺族である本村洋さんにも、早い時期から何回もインタビューをしてきましたが、彼自身、とても色々なことを悩みながらやってきました。例えば死刑制度について。アメリカに行って死刑囚や無期懲役囚に会ったりして、考えが揺れた時期もあったと思うのです。その様子は報道されていますが、意識的に、死刑制度について自分が発言しないといけないと考え、その役割を果たすことで被害者としての尊厳の回復を図ろうとしたのだと思います。彼は、私が少年法の研究者だとわかった上で、いろいろな話をしてくれました。

例えば、加害者である少年に更生可能性があるというならば、だれがそれを保証するのか、という問題提起を本村さんはしています。国家だろうと私は思うし、国家はこれだけのことをしました、いまこれをしています、という過程を被害者に示す必要があるだろう。少年院・刑務所に入れただけではなく、これだけの治療をし、これだけ教育をしましたということを、被害者に示す必要がある。この問題提起は、おっしゃる通りだと思います。

私に対して被害者への配慮が欠けていると批判してくる人たちの多くは、少年法の在り方を誤解し、自分の責任を置き去りにしているように感じます。今回の大阪地裁の判決にも、同じことを感じました。刑務所に入れておけばいい、自分たちの社会は何も変わらなくてもいい、そういうメッセージです。排除のメッセージですね。光市の事件の加害者である少年に対しても同じです。人間として生まれてきた以上、排除されてもいいという人はいない。社会がその人を犯罪ゆえに受け入れられない場合には、そんなふうにしてしまった自分たちの責任を感じないといけないはずだと私は思います。どうすればそのことを理解してもらえるのか、いろいろ試みているのですが、本当に難しいですね。

一九九七年に神戸の事件（いわゆる酒鬼薔薇事件）があったとき、社会に少年法についての理解がないから、メディアをあげての大バッシングになるので、理解が進めば少しは変わるだろうと単純に考えていました。そこで少年法についてのガイドブックのような本を書きました（岩波ブックレット『法のなかの子どもたち』）。ところがそんなに簡単な話ではありませんでした。

例えば貧困問題やフリーターの話をしているとき、犯罪に対しては「犯罪をするフリーター／普通のフリーター」と分断線が引かれます。引きこもりの問題もそうです。犯罪者の問題と一緒にしないでくれと言われます。日本には少年のホームレスはほとんどいないのですが、アメリカにはそれこそ山のようにいます。日本の子どもたちには、引きこもれる場所があるわけです。家がある。そのため、彼・彼女の問題が外から見えなくなってしまい、家庭での排除が社会での排除を加速させるメカニズムに気づきにくくしている。複雑な家族病理が見過ごされることで、少年の外に現われた行動だけが問題とされる。問題が少年の中にあるとして、「心の闇」を問題とする。家庭や少年集団でのダイナミズムにおいて、より排除された孤独な少年の悲鳴が反撃に変わったものが少年犯罪だと私は考えているのですが、少年事件の多くはその文脈で考えたほうが理解しやすいと思うのです。

しかし法理論は、規範があるのにそれをあえて犯したという、「強い個人」と責任の問題しか話題にしません。自立している「私」があえて規範を破った、だからそこには「責任」が生じる。そういう前提です。私は、こうした発想自体が違うのではないかと考えていて、むしろ「依存する個人」を前提としたい。「自立した存在」ではなく「依存する存在」を前提とし、すべてを個人の責任に帰するのではなく、社会も責任を分担するという考え方に立っています。少年の事件に対しては、とくにそう考えます。

たとえば家出をしている虞犯の女の子は、ほぼ一〇〇パーセント親からの性虐待があると私は考えていいと思いますが、その家庭に返すからまた家出をするわけです。本人の責任や本人の意思を重視する。しかし、親下での生活自体は本人の意思とは関係なしに成り立っています。子どもを主体として考えるということと、依存している存在として保護するということを少年法は調和させようと努力していますが、残念ながら刑事裁判はそのような「葛藤」からは自由です。

刑務所には三大遵守事項があって、自殺、逃亡、火事だといいます。刑の執行をしないといけないのに、逃げられたり死なれたりすると、対象者がいなくなってしまう。火事も、執行場所の確保ができなくなってしまう。だから、「殺すな、逃がすな、火を出すな」というらしいです。食べないのもいけないといいます。そこに教育という話は全く出てきませんし、監視のなかで矯正しなくてはならない。一方で、専門家が介入して適切に対応すべきことを本人任せにしている。そういう不思議な空間が刑務所です。そういう現状にあって、刑務官はいろいろ努力していますが、その努力を後押しするためにも、もう少しラディカルな刑事司法改革が必要だと思います。

日本には刑罰しかないために、色々な要素を入れないといけないと思うのです。アメリカで一〇〇年とか二〇〇年という刑罰を科すのは、釈放の可能性をなくすためですが、日本の刑期は短い。アメリカは一人だと二五年、三人だと七五年という足し算になっています。刑罰がいろいろな要素をもたないといけない。応報的な要素も入り、教育的な要素も、場合によっては予防拘禁的な要素も必要な場合もあります。

色々と話しましたが、一番の問題は、自分とは無関係で、犯罪とはかかわりを持ちたくない。多くの人がそう考えていることです。だから少年法にたいしても理解してくれないし、しようとはしないのですね。犯罪被害者に対してもそうです。同情はしますが、基本的には冷たいですし、無関心。だからこそ、加害者だけではなく、被害者や遺族の多くは孤立しています。こうした社会の人々の意識が、裁判員裁判の時代になって、変化することを期待していますが、裁判員になることで、自分の経験を絶対化する方向にいかないとも限りません。そのことが危惧されます。前に話題に出た大阪地裁判決は、こうした危惧が現実になったという印象を与えるものでした。

(＊) 後藤弘子「女性と犯罪」ジェンダー法学会編『講座 ジェンダーと法 第3巻 暴力からの解放』所収(日本加除出版 二〇一二年)。

※採録は二〇一二・一二・六、千葉大学後藤研究室にて行なわれた。原稿は、加筆訂正を経て掲載させていただいた。

聞き手＝佐藤幹夫

(「飢餓陣営」40号より)

Ⅱ　発達障害と司法

福祉の代替施設化する刑務所、刑事政策の課題

山本譲司

今から一〇年前の自分を振り返りますと、それはまさに受刑者でした。一一年前に栃木県にあります黒羽刑務所というところに収監をされ、その後仮釈放の日まで、約一年二カ月間を受刑者として過ごすことになったのです。そこで私は、大きなショックを受け、深く反省もさせられたのです。刑務所の中に、障害のある受刑者や高齢受刑者がたくさん収容されている、という現実を目の当たりにして、大変驚かされました。一六年くらい政治の世界にいた私です。しかし、社会の写し鏡といわれる刑務所の中が、こんなことになっているとは、思いもよりませんでした。議員時代の私は、福祉政策について、もっともらしく、わかったようなことを言っていましたが、結局は福祉の現実、いや世の中の現実が全く見えていなかったんだ、そう痛感させられたのです。

そんなこともありまして、現在の私は、元国会議員ではなく、長い拘禁生活での変化

長い拘禁生活での変化

皆さん、こんにちは、山本譲司です。いま佐藤（幹夫）さんから、民間人の中で最も刑事施設や刑事施策についての情報を持つ人だろうという、という紹介を受けましたが、どうも忸怩たる思いがします。私の場合それは、単に服役経験をしたから、ということでございまして、何も誇れる話ではありません。それはともかくとして、本日お集まりの皆さんは、それぞれの立場で、刑務所出所者をはじめ、社会の中で生きにくさを抱えている人たちへの支援に力を注いでこられた方々ですよね。そうした皆さんを前に、私ごときが、という気持ちもあるのですが、僭越ながら少し話をさせていただきたいと思います。

くて元受刑者という立場、そこに強いこだわりを持って、いろいろな活動に取り組ませていただいているところです。

私は、幸か不幸か、刑事被告人、そして受刑者、さらには保護観察対象者という経験をさせてもらいました。この一連の刑事司法の流れの中でいうと、実は服役前の私自身もそうでしたが、マスコミや多くの国民の皆さんが興味を持つのは、裁判が終わるところまでですよね。ところが当事者になってみますと、それは全く違います。裁判が終わったそのあとからが本番なのです。

自分の場合を振り返れば、刑事被告人であったときは、わさわさしているうちに、あっという間に時間が過ぎてしまい、将来に対する不安など感じている暇もなかったように思います。そして服役の日を迎えるわけですが、このあたりからようやく真剣にいろいろなことを考えるようになる。自分の人生これでもうおしまいかと思ったりして、暗澹たる気分になっていくのです。まあ、すべては自業自得と言うことかもしれませんがね。

さらに服役中は、出所後の生活に対する不安がどんどん募ってきます。狂った歯車、いや狂わした歯車と言ったほうがいいのかもしれませんけれども、これはもう元に戻らないんじゃないかとか、外に出ても、もう自分なんかに居場所はないんじゃないかとか、悪いほうへ悪いほうへと思考が働いていきます。

そして出所する段階になると、いよいよ本格的な不安と恐怖に苛まれるようになる。出所後の保護観察期間は、誰しも、そんな絶望と言ってもいいような心境になってしまうんです。私も約四カ月間、保護観察対象者としての生活を送りましたが、やはりこのときが一番精神的には不安定な時期でしたね。自分自身、どちらかというと自信家の部類に入る人間だったと思うんですが、刑務所生活を経て、非常に卑屈な人間になってしまった。のべつ幕なしに怒鳴りまくられる生活、そんななかで「悪い人間」というアイデンティティがしっかりと刷り込まれていました。そうした精神面での後ろ向きな気持ちがあるのと同時に、出所者は皆、肉体的にいっても、その機能が衰えてしまっているのです。朝から晩まで、厳しい規則と刑務官の号令に従う毎日で、一挙手一投足のすべてを管理されている。そんな刑務所生活が長く続きますと、能動的に頭を使う、主体的に体を動かすということを、どんどん忘れてしまうのです。その結果、社会性がなくなってしまい、社会で生活していく自信も喪失してしまうことになります。

ただ私の場合、ありがたいことに、出所後も妻子は待ってくれていました。帰る家もありました。その意味においいて、他の多くの受刑者と比べると、大変恵まれていたのです。特に、これから話をさせていただきます障害のある受刑者たちと比べれば、私の出所後の苦労なんて、甘っちょろいものだったのですね。

刑事処遇施設の現実

振り返れば、自分自身が刑務所の中で見てきたこと、それは予想だにしていなかったことでした。刑務所が、福祉の最後の砦となってしまっていたのです。

もう一二年ほど前のこととなりました。私は秘書給与流用事件という罪を犯し、一審で一年六カ月の実刑判決を下されました。ただ控訴審を争うことなく、刑務所に入ることにしましたから、その意味では、覚悟はできていたつもりだったのです。けどまあ、「つもり」でいただけで、実際は、服役が目の前に迫ってくると、内心戦々恐々としていましたね。刑務所にはどんな悪党がいるのかと、自分のことは棚に上げ、びくびくしながら出頭したわけです。収監される三日前に大阪府の池田小学校の事件があり、ああいう通り魔のような凶悪犯がたくさんいる、そういうところだと思い込んでいました。

実は私、生まれたのは北海道でございまして、育ったのは九州の片田舎、佐賀県というところです。政治活動は東京の多摩地域のほうでやっていたのですが、どういうわけか、自分が住んでいるところの近くには必ず大きな刑務所があったのです。だから、あの塀というのは非常に身近に感じていました。ただ当時、当時というのは服役をする前のことですけど、あの刑務所の塀に対して、こう感謝をしておりました。「ありがとうございます。この塀があるおかげで、中にいる悪党から自分たちの住む町の安全を守ってくれているんだ」と。しかし、全く違ったのです。

今、法務省や厚生労働省の人たちと研究実践をしたり、いろいろと矯正や福祉の関係でお手伝いをさせていただいています。さらには出所後一〇年が経った今も、週のうちで何日かは刑務所の中にいます。これはＰＦＩ刑務所と言いまして半官半民の刑務所ですが、民間が公共施設の建設や運営にかかわることによって、事業の効率性、透明性、公平性、そういうものを高めていこうという趣旨で作られています。ＰＦＩ刑務所は、五年前から全国に四カ所できまして、そのうちの三カ所では「特化ユニット」と称する場所を設けて、障害のある受刑者や高齢受刑者を対象として収容しています。そこで私は、彼ら障害のある受刑者や高齢受刑者の日常的な処遇や社会復帰支援のお手伝いをさせていただいているのです。また、保護の現場でもいろいろな活動をさせていただいている。そういう経験からすれば、そして何よりも自分自身の服役経験からすれば、あの塀の位置づけというのは、一八〇度違ってくるわけです。

あの塀というのは、中にいる悪党から社会を守っているのではなかった。実は逆に、あの塀によって、すぐに差別をされてしまう社会、生産能力がないとさげすまれる社会、頭が悪いと馬鹿にされる社会といった、そんな冷たく厳しい社会から守られている。塀の中は、そんな人たちで溢れていたんです。社会での居場所を失った人たちが、刑務所という場所に避難してきていると言ってもいいでしょう。いわば刑務所というところが福祉の代替施設になっていたのです。この間の経験の中で、そのことを思い知らされましたね。

ただそうは言っても、やはり刑務所は、福祉施設とは違います。収容された受刑者は、とにかく働かなくてはならない。刑務所側からすれば、法律上、何がなんでも働かせなければならない、ということになります。

日本の刑務所はいまだに「懲役刑」をとっていて、単に働かせるだけの罰です。これは先進国では珍しいことで、他国はもっと教育的刑や社会復帰を見据えた職業訓練が行なわれています。薬物依存の人は、しっかりと回復プログラムを受けなくてはならないとか、さらには軽微な罪の場合には、刑務所に収容する代わりに社会奉仕活動に取り組ませるなど、罰の受け方にいろいろなバリエーションがあります。

日本には禁固刑というものもあるのですが、懲役刑がほとんどで、六万人ほど受刑者がいて禁固刑の人は三〇〇名に満たない数です。しかし禁固刑用の処遇が用意されているわけではないですから、やはり禁固刑の受刑者も、請願作業と称して、朝から晩まで懲役作業をやるわけです。

刑事司法全体で言うと、捜査機関や検察には年間四兆円以上の予算がつき、裁判所にも六千億円くらい予算がつきます。しかし刑務所内の処遇や、社会復帰に関する予算は使われるお金が微々たるものです。ですから一挙手一投足を管理するような処遇しかできない。そうしないと多くの受刑者を管理することができない。一人の刑務官が一〇〇名ほどの受刑者の面倒を見ているのです。私自身が反省しなくてはならないのですが、結局は立法機関が刑務所の問題に対しては、臭いものに蓋、というような意識で、ほとんど関心がないものですから、いつまで経っても予算が増えないのです。

ただしこの六、七年で、ようやく法務省や厚生労働省も刑務所の中に障害のある人が大勢いる、他国にくらべて比較にならないほど多くの高齢者がいる、そういう現状に気づき、いろいろな政策を打ち出すようになりました。地域生活定着支援センターもそうですし、刑務所や更生保護施設にソーシャルワーカーを配置するということもそうです。その意味では、一〇年前に比べると、隔世の感がするほど、さまざまな面で動き出しています。

そんなかで私は、今、刑事施設が変わる大きなチャンスだと思っています。地域生活定着支援センターができたことによって、障害のある受刑者たちの社会への出口ができた、と法務省側は思い込んでいるようですが、まだ窓口ができただけというのが現状です。しかしそれでも、これまでと比べ、障害のある受刑者の出所後の選択肢が広がったことは事実です。そこで刑務所側は必然的に、出口を見据えた処遇を意識しなければならなくなった、ということです。わずかながらであるにしても、出口が見えてきたのだから、そこを見据えた取り組みをしなければいけないわけです。

なかでもPFI刑務所で実践していることは、是非、他の既存の刑務所でも生かしてほしいと願っています。障害のある人たちに対し、単純な懲役作業ではなく、福祉的な視点を持って処遇し、きめ細かな社会復帰支援も行なっていく。社会福祉士、臨床心理士、精神保健福祉士や精神科医など、社会の中に福祉的ネットワークを持つ人たちが、積極的に刑務所内処遇に関わっているのです。私自身も運営アドバイザーとして、障害のある受刑者の刑務所内処遇に関わらせてもらっています。ただ処遇に関わるだけではなく、今後その成果をしっかりと検証していかなければならない、とも考えています。

収監されて知った現実

これから少し、私自身の服役体験やその後の活動について、お話しさせていただきたいと思います。

ただ、すんなりと今の活動に入ったわけではなく、一年半ほど引きこもりに近い生活が続きました。精神的な負い目、肉体的機能の低下。それを乗り越えるのに一年半くらいかかりました。そうした経験を経てやっと、東京都内のある福祉施設で勤務することになったのです。

考えてみれば議員時代、資格だとか制度だとか予算だとか、そういう狭義の意味での福祉しか目に入らず、つまるところ、見えていなかったことがたくさんあったわけです。偉そうなことを言っているんだが、それは制度論を口にしていただけで、現実は全くわかっていなかった。あらためて反省した結果、福祉の現場でゼロから勉強し直そうと考えました。そして実際に、障害者の入所更生施設で支援スタッフとして三年半ぐらい働くことになったのです。

福祉の場で働きながら、日々、思っていました。本来なら福祉で支えなくてはならない障害者や高齢者がなぜ、あんなにも多く刑務所の中に収容されることになっていたんだろうか、と。これは、法務省の問題ではなく、福祉の問題なんだろう。そう強く思いました。ちゃんと福祉が機能していれば、法務省の皆さんに手を煩わせるというか、ある意味福祉の仕事を法務省に丸投げしてしまっているような現状はなかったんじゃないかと、元立法機関にいた人間として恥ずかしい思いがしていました。それほど、刑務所での経験は、自分のなかに強烈な記憶として残っているのです。

私が服役した一一年前、まず出頭先として向かったのは、東京の府中刑務所でした。府中刑務所というのは、日本最大の累犯刑務所です。なぜ初犯者の私が累犯刑務所に行くのかというと、適性検査を受けるためでした。受刑者になると皆、最初に適性検査を受けることになります。どの刑務所に送られ、どういう懲役作業を与えられるのか、その適性検査で判断されるのです。

それで、府中刑務所に入って、最初に受けることとなったのが、IQ検査でした。そしてその場面で、私が恐れおののいていた受刑者仲間と初めて対面することになります。教室のような部屋に入り、ぱっと見回したら、多くの受刑者が「僕なんかの顔を見ないで」という感じで、その弱々しい目を下に向けるんですよ。よく見ると、染色体異常の障害を持っている人がいて、それになんといっても高齢の人がたくさんいました。「あれっ」と思いましたね。そんななか、IQ検査が始まりました。ただ何人かは、鉛筆を握らないんです。「どうしたんだ」と刑務官が聞くと、「字の読み書きができない」「一＋一の意味もよくわからない」と言います。でも、そういう受刑者に対しては、刑務官が手慣れた感じで「これは、こういう意味だから五つのうちからあなたが答えだと思うものを選びなさい」なんて言って、わりと優しい口調で教えるのです。そして次から次へと、「自分も意味がわからない」と言う受刑者が出てくる。字の読み書きができないのはまだいいほうで、徘徊し始める受刑者もいました。さすがにそうなると刑務官も怒り出すんじゃないかと思いきや、さにあらず。溜め息を吐き、「何でもかんでも刑務所に押しつければいいってもんじゃないだろ」とぽつりと漏らすんです。そこで私は思いました。こういう受刑者たちが日々刑務所に送られてきているんだな、と。実際の塀の中というのは、自分がイメージしていたものとは全然違ったのです。

ＩＱ検査以外にも府中刑務所では簡単な漢字の書き取りをしたり、臨床心理士の資格を持った心理技官から面談を受けたりしました。夜中になると、近隣の独房から聞こえてくるわけです。「ママー、助けてー」とか、「スパゲティー食べたい」とか、「早くうちに帰りたいよー」とか。まるで赤ん坊みたいに泣きだしている人もいました。この先、一体どういう受刑者たちと寝食を共にするのかと、自分自身の一年六カ月の受刑生活を心配しながらも、まわりの受刑者のことも心配になってきました。この人たちも自分と同じ懲役刑、でもこの人たちは、ちゃんと懲役作業をこなしていけるんだろうか、と何度も頭をひねっていました。

塀の中の「障害者」

府中刑務所での適性検査期間を三週間ぐらい過ごしたのち、私は、栃木県にある黒羽刑務所へと移送され、そこからようやく本格的な服役生活が始まることとなるのです。黒羽刑務所は初犯者を収容する日本最大の刑務所でした。そして、最初の教育訓練期間の中で、初めて受刑者仲間と会話をすることとなったのです。

こういう人がいました。「あのー、山本さん」と紳士然とした初老の人が声をかけてきて、いきなり「私は天皇陛下のいとこです」と言い出すのです。その人は、続いて「今日は宮中行事があって、そのあとに神楽坂のいいところに飲みに行く予定なのです。でも、手元に持ち合わせがないので、山本さん、夕方までに五〇万円ばかり都合をつけてくれませんか」と、真顔で言うのです。「そうですか、五〇万円用意したらどうします」と私が聞くと、「来週には一〇〇万円にして返します。皇居の土地の一六分の一が自分の土地だから一〇〇坪ばかり分けてやってもいいです」と、これまた本気で言っているのです。実はこの人は、重い統合失調症を患っていました。

刑法三九条「心神喪失者はその罪を罰せず、あるいは、心神耗弱者はその罪を軽減する」というのがあります。よくテレビでも、ジャーナリストが「心神喪失、いわゆる精神に障害のある人は、いくら罪を犯しても責任を問われない」なんて言っていますよね。私自身も、精神に障害のある人、あるいは重い知的障害がある人が刑務所に入るとは思ってもいませんでした。しかし、そういう人たちが見事に刑務所に入ってきていたのです。こういう人たちは一体どんな裁判を受けてきたのか、と刑務所の中でずっと不思議に思っていました。

そして、教育訓練も二週間ほどで終わり、その最終日に私に言い渡されたのは、「山本、これからお前に与えられる作業は、心身に障害のある受刑者の世話係だ」ということでした。これで腑に落ちましたね。障害のある受刑者たちは、一般の懲役工場で働くことはなかったんです。寮の中の「寮内工場」と呼ばれる教室に、障害がある人たちを集めて、特別な処遇をしていたのです。私はそこで、刑務官を補佐する役割を命じられたのでした。

第一寮内工場と第二寮内工場に合せて約六〇人ずつ、計一二〇名ほどの受刑者が寮内工場というところに収容されていたのです。それまで刑務官の人たちを見ていると、厳めしい制服を着て、怒鳴り声ばかり上げている人だと思っていましたが、寮内工場の担当刑務官は、物腰が他の刑務官と全然違いました。まるで幼稚園の先生みたいでした。受刑者の間を「おいおい君、そろそろおしっこの時間じゃないか」とか、「君は、お昼ご飯まで、ずっと寝てていいよ」などと言いながら、行き来しているわけです。

その寮内工場ですが、知的障害のある受刑者と若年性認知症の受刑者がこんな会話をしていましたね。「お前よ、最近人の言うこと聞かないな」。「いや俺、聞いてるよ」。「いや聞いてない、人の話を聞かない奴は悪い奴だぞ。悪い奴は捕まっちゃうぞ」。「えっ、絶対捕まりたくない」。「捕まったら大変なことになる。警察に連れて行かれるぞ。でもまあ、警察だったらいいけど、下手すると刑務所ってところに入れられるかもしれないんだぞ。注意しろ」。「えっ、俺刑務所なんか絶対行きたくない、ずっとここがいい」。「んだべ」。と、まあ、そんな具合です。

要するに、自分が今どこにいて何をやっているかを、全く自覚していない人たちが刑務所に入れられていたのです。また、荒唐無稽だと思われるようなことを平気で口にする人も多いのです。

四〇〇円の賽銭泥棒をしたという若い人がいました。事件を起こす前、親御さんが亡くなって、自分一人で生きていかなくてはいけなくなったようです。その彼ですが、知的障害のある受刑者で、精神年齢はたぶん小学校の低学年くらいです。刑務官が「四〇〇円だって盗っちゃダメだぞ、君」と言うと「何年前かのお正月、お母さんと初詣に行ったとき一〇〇〇円入れたんだよ。だからその神社には、あと六〇〇円残ってるんだ」と言い張るわけです。刑務官はもう溜め息を吐くだけでしたね。

皆さんもご存じのことと思いますが、刑務所に戻りたかったので駅に火を付けた、と下関駅に放火したお年寄りの男性がいました。山口刑務所に収監されたというので、面会に行ったことがあります。最初の二〇分くらいはびくびく震えていました。差し入れをすると、少しずつ話をしてくれるようになりました。

彼は子どもの頃から、父親に燃えたぎるマキを押しつけられたりと、死んでくれたらもうけものだ、といわんばかりの虐待を受け続けていたようです。小学生の時ボヤを起こし、教護院に入れられました。そこが居心地がよかった、というんですね。それでまたボヤを起こし、今度は少年院に入ります。そこも居心地がよかったといいます。それから成人して以降は、五四年間のうち、五〇年以上を刑務所で暮らしています。すべて放火罪でした。そんな彼ですが、私が「刑務所に戻りたかったとしても、放火は危ないですよ。万引きくらいがいいんじゃないですか」と言うと、キッとして、「万引きなんて、そんな悪いことはできません」と真顔で答えるのです。一般社会の常識とかけ離れたことを言う、このような人たち。実は、親にネグレクトをされていたり、虐待を受けていたりと、そういう人がとても多いのです。

刑務官も、そんな彼らに対して、罰を与えているというような意識はなかったと思います。食べるものを与えて、着るものを与えて、寝る場所を与えている、そんな感じでした。けれど実際は、刑務官たちも、本当に閉口していました。「日本の福祉は、一体どうなってるんだ」って、よく愚痴をこぼしてもいました。

黒羽刑務所の第一寮内工場と第二寮内工場。そこは刑務所の中の刑務所みたいなところでした。担当刑務官は、大変だったと思いますよ。真夜中でも独房の中からは、よく「あー、お母ちゃーん」とか、「こわいよー」とか、受刑者の叫び声が聞こえてくるのですが、そうなると巡回の刑務官がSOSを出すんでしょうね、すぐに担当さんが家から駆けつけてきます。それで何をやるのかと思うと、独房の前で子守唄を歌って聞かせているわけですよ。労しいなと思いましたね。が、結果的にそれで、精神に障害があったり、知的な障害があったりする受刑者たちも、だんだんと落ち着いてくるのです。

ただやはり、刑務官の人たちは福祉的な介助スキルを持ち合せていないわけで、どうしても睡眠薬とか向精神薬などの投薬に頼っていたところもありました。でも、そんなメジャートランキライザーといわれる薬を大量に飲み続けたりしていると、どんどん筋肉が弛緩してきて、人によっては絶えず失禁してしまうような状態にもなります。ですから、私自身の仕事としては、そうした人たちの下の世話みたいなことが一番多かったように思います。

結局のところ、障害のある受刑者は、朝から晩まで薬漬け、といった状態でした。それに、一般受刑者が毎月楽しみにしている慰問行事などにも、一切参加できないのです。明らかに、彼ら障害のある受刑者は、刑務所内においても差別されていたのではないでしょうか。

刑務所では、正月には雑煮が出され、桜の季節には観桜会があり、クリスマスにはショートケーキが配られ、誕生月に誕生会がある。さらに、なんと二月一四日のバレンタインデーには、全受刑者にチョコレートが配られます。罪を犯した人間にそんなことは贅沢だ、と思う人がいるかもしれませんが、これはある意味、再犯防止を考えた上での処遇なんじゃないかと思います。受刑者に、節目節目で社会の状況に近い環境を与えることで、社会復帰を、よりソフトランディングさせる、ということです。それに、塀の中と言えども、決して社会から隔絶された空間ではない、自分たちも社会の一員である、という意識を受刑者に持たせる意味合いもあるのではないかと思います。

確かに、正月にお雑煮を食べる、誕生日に祝ってもらう、クリスマスにはケーキを食べる、というのは、社会における普通の営みかもしれません。ところが、障害のある受刑者の中には、何十年も生きてきて、そうした当たり前のことを、社会の中で一回も経験してきていないという人が数多くいたのです。なんという環境で生きていたのか。こういう人たちが、経済大国といわれる我が国に、まだまだたくさん存在していたのですね。

寮内工場に収容されている受刑者、そのほとんどは、先ほど申し上げましたように、罪を犯すことによって、ようやく刑務所というところに避難してきているというような人たちでした。罪名は、窃盗や無銭飲食といった軽微な罪ばかりです。

そんな彼らですが、刑期満了前になると、皆震えだして「また刑務所に戻りたい」「娑婆が怖い」と言い出します。私はそういう人たちに言っていました。「そうはいっても、刑務所の中には自由がないじゃないですか。また刑務所に戻るなんて、そんなことは言わないでください」。すると、「山本さん、自由はないけど、この中は不自由もないよ」と返してくるんです。でも刑務所には、人間としての尊厳もない。朝から晩まで怒鳴りつけられて、検身となれば、それこそ人の前でも、すぐに裸にならなければならない。でも、彼らの場合、社会の中でも、人間としての尊厳がなかったのです。からかわれて丸裸にさせられるなんていうのは、まだいいほうで、残飯を漁っていたら石を投げられたとか、服に火をつけられたとかいう話も聞きましたし、とても人間扱いはされていなかったのです。なんたることかと、愕然とさせられましたね。

以上、黒羽刑務所での体験談でしたが、先ほどお話しした刑務官の話じゃないですけど、本当に、日本の福祉はどうなっているのかと思いました。

そこで私は、出所後、障害者福祉施設で働いていた当時、自分なんかがおこがましいと思いつつも、厚生労働省の障害者福祉の担当者や、福祉関係者の人たちを訪ね歩いて、こうした刑務所の実態について話して回ることにしたのです。

そんななかで、厚労省の障害者福祉の担当者が口にした言葉が非常に印象に残っています。それは、「私たち福祉は、美しいことしかやってこなかったんじゃないでしょうか。その一方で、支援の必要がある主に軽度の知的障害者の人たちに対しては、見て見ぬ振りをしてきたんです。その結果、障害のある人たちの中で、少なからずの人たちがホームレス状態になったりしているのは知っていましたが、まさかそんなに刑務所の中にいたとは」という反省の弁でした。

こうした状況のなか、今から六年前のことですが、私は、厚生労働省に働きかけ、「罪を犯した障害者の地域生活支援に関する研究」という研究班をつくってもらいました。ただ私の思いとしては、「罪を犯した障害者」だけではなく、「罪を犯さざるを得なかった障害者」、それに「罪を犯したことにされてしまっている障害者」の地域生活支援という気持ちでいるのです。ともあれその研究班の提言が、やがて、「地域生活定着支援センター」の設立につながっていきます。

彼らへの刑罰がこのままでいいのか

先ほども申し上げたのですが、受刑中の私は、彼ら障害のある受刑者は一体どんな裁判を受けてきたのかと、絶えず疑問に思っていました。それで出所後、私は、障害のある人たちが被告人となっている裁判を、頻繁に傍聴するようになったのです。

そんな裁判の場で、いつも痛感するのは、司法関係者の「障害者への無理解」ということです。法廷では日々、滑稽な場面が繰り返されているのです。被告人席から勝手に離れ、判事席まで歩いて行った被告人に「その黒い服かっこいいね」と言われ、顔を引きつらせ、のけ反る裁判官や、被告人席で失禁している被告人のことを見て見ぬ振りをしている裁判官とか。そんな光景が、日常的に繰り返されています。

ただ多くの裁判官は、わけのわからない人だから刑務所へ、とは考えていません。実際は、要保護性が高いからということで刑務所に入れられている人が多いのです。このまま執行猶予判決を出して、この被告人は、果たして社会の中で生きていけるんだろうか。とりあえずは、刑務所に保護してもらっていたほうがいいんじゃないか、ということです。

ただし、裁判員裁判では、やはり一般の裁判員の人たちが、障害のある人たちのことをモンスター視してしまうようなところも見受けられます。

冒頭に佐藤さんから説明のあった大阪地裁での裁判員裁判の例が、まさにそうです。

しかし、彼ら発達障害のある人たちにとって、刑務所生活とはどんなものなのでしょうか。犯罪者に対する厳罰化という流れの中で、「障害者であろうと、罪を犯した者はやっぱり罰を受けるべきだ。刑務所に行くべきだ」と言われもしますが、受刑経験者の私から言わせると、刑務所なんてぬるま湯です。

一挙手一投足を管理される生活ですが、逆にいえば、すべて行動は、刑務官の人たちにコントロールしてもらえばいいんです。朝から晩まで怒鳴られはするものの、人間、一日怒られていれば、それに慣れて、すぐにそんなもの、怖くもなんともなくなります。朝から晩まで、「一、二、一、二」「右へ」「左へ」「止まれ」などなどの刑務官の号令に、ただ従っていればいい。人とコミュニケーションを取るのはいけないこととされていますから、あの中にいれば、極端に言うと、一日中何も考えなくてもいい、ということになるんです。ですから人とのコミュニケーションが苦手な人たちにとっては、こんないいところはない。ただし、そんななかで思考停止状態が続けば、当然のごとく社会性がどんどんなくなっていきます。そうなると社会復帰が難しくなり、もう刑務所を終のすみかにせざるを得なくなる。

やはり、このへんのところを冷静に考えて判断しなくてはならないと思います。罰と称して、そんなところに入れていいのか、それとも福祉の場で支えたほうがいいのか。その結論は、おのずと出てくるのではないでしょうか。福祉が変わり、その福祉の支援によってソーシャルスキルを身につけてもらったほうが、よほど再犯防止になるでしょう。

実は裁判員裁判についてなんですが、裁判を傍聴させていただくなかで、よかったな、と思うこともあるのです。

プロフェッショナルな裁判官というのは毎日人を裁いているわけで、処遇論だとか被告人のその後の更生を考える余裕がなかなかない、いや、考えるべきではないと思っていたかもしれない。しかし、裁判員に指名された人となれば、ある意味、一世一代の大舞台ですからね、どうしても単に判決を下すだけではなく、その被告人の将来のことも気になるわけです。一般の裁判員から評議のなかでよく裁判官に、「刑務所ってどんなところですか」という質問があるらしいのです。裁判官は答えられない。今まで考えてもいなかったから。しかし最近は、そうした裁判員からの影響を受け、処遇のことを考えるようになった裁判官が増えてきました。

そんななかで司法も変わってきています。刑罰の課せ方は今のままでいいのか、否か、というような話にもなってきています。

特に、この問題に対し現状を変えようとする検察の姿勢は、本気だとうかがえます。検察も、おにぎり一個を盗んだような軽微な罪を犯した障害者をいちいち刑事司法のルートに乗せて刑務所に送り込むことが、税金の使われ方として本当にいいのか、と考えているんですね。今年の二月に長崎地裁で、ある累犯障害者に検察側が、福祉が関わることを前提に執行猶予判決を求めたんですが、これは検察の本気度を示すいい例です。

また、薬物事犯の人に対しても、考え方が変わってきています。一部執行猶予刑の導入というのも、そんな流れのなかで出てきた話でしょう。

薬物依存症の人は、刑務所にいるよりも自助グループのダルクとかに行ったほうが大変なんです。なぜなら、社会の中では厳しいセルフコントロールをしなくてはならないからです。でも、そういうトレーニングに耐えて初めて、薬物を絶つことができる。刑務所の中にいたら、物理的に薬物を使用できないからやめているだけで、それではなんにもなってないし、刑務所から出たらすぐまた薬物を使用してしまう結果になる。本当は、薬物がもしかしたら手に入るかもしれないという環境の中でこそ、薬物を絶つ自信も生まれてくるんです。

これと同じような考え方で、知的障害や発達障害のある人は、刑務所というぬるま湯の中よりも、社会の中できちんとソーシャルスキルを身につけたほうがいいに決まっています。社会の中でスキルを身につけてこそ、初めて社会適応能力も備わってきますし、それによって自己肯定感も生まれてきます。徐々に自分が変わっていくなかで、反省とか贖罪とかいう意識も生まれてくるんでしょうし、「悪いことをした」ということに気づけるのではないかと思います。

今、福祉と司法は、今後そうした考えを取り入れるのかどうか、まさにターニングポイントの時期にあるのではないでしょうか。福祉の場においては、そのとっかかりとなるのが「地域生活定着支援センター」ではないかと思います。

「地域生活定着支援センター」の現状、福祉の課題

「地域生活定着支援センター」は三年前に開設され、初年度は一〇道県でした。三年がかりで、今年、全都道府県にできました。研究班が提案したのは「社会生活定着支援センター」という名称でしたが、厚労省がそのプランを受け入れ、予算化に動いてくれたのです。

法務省も本格的に動き出しました。まずは矯正局ですが、三年前から、現在七七カ所ある刑務所のすべてに、民間の社会福祉士を配置することになりましたし、保護局もやはりこの問題に対して、いろいろな施策を考えてくれています。年間一〇〇〇名ほどの障害者や高齢者を出所後三カ月程度、更生保護施設に受け入れてもらうことにし、そのための予算も計上されたわけです。さらに、受け入れた人たちの退所後を見据えて、療育手帳取得の手続きなどを行なう社会福祉士を全国五七カ所の更生保護施設に配置することになりました。

こうして、とにもかくにも、刑務所と福祉サービスとをつなぐさまざまな制度が誕生することとなったのです。

ただしここからが問題です。福祉関係者の多くが、定着支援センターも含め、こうした新しい制度が生まれたことに対して、自分たち福祉職の職域拡大がはかられた、というように考えているのです。けしからん話ですね。これはいかがなものかと、私は、大いに危惧を覚えています。福祉がこれまで支援してこなかったからこそ、刑務所のなかが障害を持つ人で溢れ返るようになった。まずはそのことを、福祉の人たち自らが深く反省しないといけないのではないか。現在の福祉の未熟さ、そのことを福祉関係者一人一人が反省とともに、しっかりと自覚しなくてはならない。僭越ながら、制度を作った一人として、その必要性を痛感しています。

矯正の現場からすれば、結構なことだ、これで出口の問題を解消できる、と、一旦はそう思っていました。しかし月日が経つにつれ、期待通りにはいっていないと感じる矯正職員が増えてきているのですね。もっとも私には、予想通りといった面もあるですが。

何が問題でしょうか。

実は地域生活定着支援センターができた以降、矯正施設の中にいて、非常に悩ましいことがあるんです。障害のある受刑者に、地域生活定着支援センターを通じ福祉の支援を受けてもらうには、当然のことながら本人の承諾が必要です。と

ころが、多くの人がそれを断ってくるんです。特に、かつて福祉の支援を受けた人ほどその傾向が強い。彼らの意見を集約し、その言わんとしていることを解釈すると、それは「福祉の場には、自由がない」ということになります。「福祉施設に世話になったら無期懲役だ」、「福祉に行くと一本のレールの上に乗せられてしまう」、「すべて職員に自分のことを決められてしまい、それに従わないとかわいくない人と言われる」、「せっかく福祉から逃げ出したのに、また戻るなんて嫌だ」などなど、そんな発言を頻繁に耳にするんです。こう言われる福祉とは、一体何なんでしょうか。やっぱり、福祉は大きく変わらないといけませんね。障害のある人たちへの支援をどう変えるかではなく、まずは、支援するほうがどう変わるかなのです。

先ほど佐藤さんが「善意」についてお話しされていました。確かに福祉の人たちは、善意に溢れています。しかし善意を持ち、自分が正しいことをやっていると信じている人、そういう人たちが「障害者支援」をするとき、実は相手に対し、相当押し付けがましくなっている、ということを常に注意しておかなくてはならないと思います。

このままの福祉では、障害のある人たちからそっぽを向かれてしまいます。利用者から選ばれなくなった福祉。それはどういうことになるのでしょうか。

今、財政難の折り、福祉は放漫財政の象徴のように言われています。人気の知事さんや市長さんは「生活保護はけしからん」と言い、世の中からの喝采を受けていますが、刑務所に収容するほうがずっとお金がかかるんですよ。さらには、刑務所じゃなくてきちんと福祉で支えたほうがお金もかからないし、再犯防止にもなります。でもこの国では障害者福祉の予算は、諸外国と比べて、本当に少ない。対GDP比でいうと、スウェーデンの約九分の一、ドイツの約五分の一、イギリスやフランスの約四分の一、そして社会保障制度の不備が指摘されるアメリカと比べても、その二分の一以下なのです。

この事実をもっと多くの国民が知るべきではないでしょうか。そんな脆弱な福祉ですから、結局は、刑務所だけではなく、多くの障害者の人たちが、ホームレス状態になったりしている。さらには、ヤクザの三下になったり、おれおれ詐欺の出し子をやらされたり、薬物の運び屋にさせられたり、女性の知的障害者であれば、売春をさせられたり、と、そんな闇の組織に、いいように利用されている。

私はこうした問題を訴え続けてきましたが、一部の福祉関係者からは、「犯罪者となった障害者の問題なんて、なにもそんなに声高に叫ぶ必要はないじゃないですか。障害者に対する誤解と偏見が広がってしまうおそれがありますよ」というようなことを言われます。しかし、この問題を正面からとらえることによって、福祉の足りないところが見えてくるのです。諸外国と比べ非常に貧困な我が国の福祉、その底上げをし、裾野を広げる、そのための絶好のケーススタディーになると思うのです。ですから、なんと言われようとも、これからもこの問題をどんどん世に問うていきたいと考えています。

おそらく知的障害者、それに発達障害の人も加えると、その人数は、全人口の一割以上になると思われます。社会や他人と折り合いをつけることが苦手な人たちです。しかし必ずしも、社会生活を営めない人ばかりではありません。いや、ほとんどの人は働くこともできます。にもかかわらず、現在我が国では、障害者手帳を持っている人のなかでも、ちゃんと仕事に就いているのは、一〇パーセントちょっとにすぎない。要するに、「障害者は障害者年金や生活保護を受けさせておけばいい」という発想で、結局は、障害のある人を社会の外に追いやってしまっているのです。先進国のなかで、こんな国はないんじゃないでしょうか。果たしてそれが国全体にとってプラスになるのか。障害者であろうと、やり甲斐があり、かつ社会にとって有用な仕事はたくさんあると思います。しかし、障害のある人の職場は、なかなか見つからないのが現実なのです。

これは、福祉にも大きな責任があります。福祉自体が率先して隔離政策をして、障害者を施設の中に囲い続けてきたのですから。

率直に言って、いまだ多くの福祉関係者は、この罪を犯した障害者や高齢者の問題に背を向けているようなところがあるのです。

今でも私は、福祉行政に携わる人から、こんな話を聞きます。「罪を犯した人たちへの新しい政策を行なうにしても、世の中が納得しますかね。障害者といっても、彼らは罪を犯した人ですよ」と、それはまさに罪を犯した障害者への支援を躊躇する声なのです。

さらに言えば、そうした行政の意見よりも、地域社会の声は、なお辛辣です。地域住民の間からは、知的障害者を危険人物視する声が日常的に寄せられているのです。ＰＴＡや学校が、知的障害者を不審人物として扱い、児童の家庭にメールを送信して注意を促す。こうしたことは日常茶飯事です。

地域で暮らす知的障害者が、不審人物として通報され、警察が駆けつけた時にパニックを起こして暴れ出してしまい、その結果、「公務執行妨害」で逮捕される。あるいは、児童公園で、言葉も発せず無表情のまま子どもを抱き上げたため、危険人物として通報され、「未成年者略取誘拐罪」で逮捕された知的障害者などなど、実際にあったこうした例を挙げれば、きりがないほどなのです。

受刑者と成り果てた障害者への地域定着支援策も重要ですが、やはりここは、障害者を刑事司法の入口に向かわせないための「意識改革」も同時に進めていく必要があるんじゃないでしょうか。

罪を犯した障害者。罪を犯さざるを得なかった障害者。罪を犯したことにさせられてしまっている障害者。彼らは、福祉が支援して、地域社会や就労へとつなげていれば、刑務所に入ってしまうような劣悪な環境に置かれることはなかったはずです。しかしながら、彼らは、結果的に前科を背負ってしまったということで、もっとも排除の対象となりやすい人たちとなったのです。

しかし、発想を変えれば、そうした人たちでも支援をするということ、それは、すべての国民、なんぴとたりとも排除はないという考えにつながっていくのではないでしょうか。受刑者一人当たり年間三〇〇万円近い税金を注ぎ込んでいる我が国です。福祉の場で支えれば、それほどのお金はかからないでしょうし、いやそれどころか、立派なタックスペイヤーにだってなれるのです。そして当然、それは犯罪の抑止にもつながります。したがって、将来的な行政コストの削減、さらには将来における社会的リスクの削減、という視点で見れば、この問題に対してどういう意識で臨めばいいかがわかってくるはずなのです。

生まれながらの障害を抱えるがゆえに孤立し、排除されてしまう。その後の行き先が刑務所ということでは、あまりにも理不尽過ぎます。障害があろうがなかろうが、差別することなく、すべての人々をインクルージョンしていく社会。それを実現できるかどうか。それは、単に矯正や更生保護、そして福祉の問題にとどまるものではないと思います。

その意味では、「ふるさとの会」の皆さんが実践されていることが、今後の福祉のあり方ばかりではなく、日本という国のあり方も大きく変えていく、そんなきっかけになってくるのではないかと、大いに期待しているところです。

最後になりますが、今回の連続講座が、福祉に関わる人たちの意識改革につながることを切に願って、私からの話を終了させていただきます。

（「飢餓陣営」39号より）

Ⅱ　発達障害と司法

生活世界／供述／共にある自由　浜田寿美男氏に聞く

法の厳罰化と刑事手続きについて

――最近、刑法の改正、とくに厳罰化へ向けた改正が言われ、具体的な審議に入っていると伝えられます。また、刑法三九条の改正を主張する議論が出てきて、そのことをどう考えるのかということで私も本をつくり、浜田さんにもお付き合いいただきました（『刑法三九条は削除せよ！　是か非か』洋泉社・新書y）。とくに知的障害や発達障害をもつ人たちのケースを考えたとき、いまの刑事手続きをこのままにした状態で法改正をすることは、はたしてよい方向に行くのだろうかという危惧を強くもちます。刑事手続きの問題について、刑法をめぐる動向などを交えながらお話しいただきたいと思います。

浜田　刑法の厳罰化という問題は、被害者の問とからめて現われやすいのですが、被害者に対する配慮と加害者に対する刑罰とは、本来まったく別のものだと私は思っています。ところがその点がごったにされて、被害者問題がひとつの勢いになって刑事訴訟に影響を与えかねないいまの傾向には注意しなければいけないだろうと思います。

もうひとつは取り調べそのものに関して、知的障害をもつもたないにかかわらず、取調べの場のなかで何が行なわれているのかを誰も知らない。警察は知っているのかというと、私は警察も知らないだろうと思います。つまり直接そこにかかわっている取調官しか知らないのです。しかも取調官は、自分たちが悪意でやっているのではなく、このシステムのなかで自分の役割を担い、本人に反省をさせ、更生させたいと思ってやっているわけです。

そうしたなかで起こってしまったことがどういうことなのか、じつは捜査官にも被疑者の立場が見えていない。目の前の人間の足を踏みつけておいても、踏みつけられた人間の足の痛みは感じない。これはたいへんまずいことではないかと思うのです。少なくとも何が起こっているのかがたがいに分かるようなかたちで議論をしなければいけないだろう。その点から言って、取調べの可視化が必然だと私は考えています。

可視化に対して政府は反対しています(注1)。その一番大きな理由は、被疑者は密室のなかに置かれ、第三者が介入していない状態だからこそ取調官との間で信頼関係ができ、そこで本当のことを初めて話すのだ、というものです。そこへ録音テープを持ち込んだり、第三者が介入するということになったら、被疑者が本当のことを言えなくなる、だから可視化すべきでない、そういう理由です。取調官と被疑者との間で、信頼性を構築することによって真相が明らかになる、という理屈です。

ここで言われる信頼性がなにかというと、取調官が被疑者を抱き込むかたちの信頼性です。通常、信頼とは相互的関係によって成り立つものですが、取調室のなかで要求されている信頼関係は、取り調べる人間が、取り調べられる人間に対して、温情を売り、関係性をつけて、自分の土俵に乗せるための信頼関係でしかありません。相互的ではなく片面的なのです。しかも信頼関係がなければ真相を言わないという考えは、じつは捕まえた人間はすべて真犯人だと考えていることです。もし被疑者が犯人でないということになれば、否認が真相だということになります。ところが、こちらのほうはまったく考慮されていないのです。

日本の刑事手続きの基本的な問題は、謝罪追求型の取り調べである、あるいは懺悔を求める取調べであるということです。懺悔を求めて、本人が罪を認め、反省し、刑を務めて更生することで初めて刑事訴訟は全うする。こういう考え方に立っているわけです。ところが謝罪追求型とか懺悔型と言われているものは、目の前にいる被疑者が犯人であることを前提にしています。その前提があるからこそ、謝罪追求ができるわけです。謝罪追求型の取調べがなされているかぎりは、そこでつくられる信頼関係も片面的にならざるを得ないわけです。

この謝罪追求型の取調べは日本独自のものです。アメリカの社会学者が日本の警察に実際に入って調べた研究がありますが、日本の研究者が警察に入るのは非常に難しいのですが、外国の研究者はなぜかできてしまうという変な事情がありますが、調べてみて、謝罪追求型であることにショックを受けたと言われています。これは警察だけではなく、一般の人も、犯人が捕まると、ちゃんと謝罪し、まともな人間になって戻って来い、という発想を持っています。

たとえばグリム童話を日本向け、子ども向けに書き直す再話というものがあります。赤頭巾ちゃんの場合でも、原話では狼のお腹を裂いたあと石を詰め、池に放り投げて殺すという残酷な結末です。ところが日本では、狼がごめんなさいと謝り、赤頭巾ちゃんも許してやって、めでたしめでたし、と再話されます。罪を犯したら、謝って更生させていく。取り調べも同様であるという感覚を、我々は根強く持っています。

このなかに厳罰の問題も登場するのではないかと思います。つまり厳罰を課すことによってはじめて更生が可能になる。犯罪が過激であればあるほど、謝罪の大きさを求める、そのためには厳罰が必要である、ということが起こっているのではないか。そう私は思います。

なぜ日本の捜査技術は洗練しないのか

浜田　取調べに関してもう少し言いますと、人の言葉はあてになりませんから、物証から迫らなければいけないというのが私の考えです。物から迫るのが基本であり、人から物を求めてはいけないと思うのです。しかし実際にやられているのは、人を捕まえて自白させる、あるいは犯人らしい人間を任意同行して調べ上げ、証拠をあとから集めてくる、そういう方法です。証拠固め、という言い方をしますが、証拠固めということは、筋書きが先にあるということです。自白にふさわしい証拠をあとから集めてくるわけですが、これはじつに危険なやり方だと思います。

言い換えるなら、捜査が自白に頼ることによって、捜査そのもののあり方を歪めている。これでは捜査技術が洗練されていかない。自白があれば有罪が取れる、裁判所も納得する、じゃあ自白を取ればいい、というところで終わってしまっているのです。だからこそ、動かない物的証拠をいかに集めるかということに専心しなければいけないと思うのです。物的証拠のない事件もたしかにあります。贈収賄のように証拠の残らないケースですね。それについては、あとでチェックできるような、可視化されたなかでの取調べのあり方を追求をしていかなくてはいけないと思います。

そして取調べの基本は謝罪追求でも尋問でもなく、情報収集であると考えなくてはいけないのではないか。諸外国では尋問という言い方ではなく、インタビューという言葉を選んでいます。被疑者に対するインタビューなのです。そういうかたちでやらないと、自白に頼るような旧態依然とした原始的な捜査が相変わらず続いていくことになります。

調書の書き方もそうです。日本の供述調書は問いがあって答えがあるという問答形式ではなく、「私は、いついつ、だれそれとどこでどうして……」というように、一人称で取られてしまいます。捜査官が被疑者に成り代わったかのようにして書くわけです。書き終わった後に、あんたが話したことをまとめるとこうなったよ、と読み聞かせをして、これでいいか、おかしいところがあったら言いなさい、となるのです。よければ署名をし、指印を押します。

自白してしまいますと、屈服させられた関係のなかにいるわけですから、多少のことでは違いますとはいえない状況ができてしまいます。真犯人の場合もそうです。実際に犯行を犯した事件の冤罪というものも、少なからずあるのです。たとえば傷害事件の場合、故意だったのか故意ではなかったのか、これは大きな問題です。刑の重さがまるで違ってきます。警察は、少しでも重めにもっていこうということにどうしてもなってしまう。たとえば誰かと喧嘩をして、気を失わせた、そしたらそこに財布があったからもって帰ったという場合、その財布を取るために殴ったのであれば強盗になります。喧嘩が先で、結果として持って返ったという場合は量刑が違ってきます。微妙ではあるのですが、どこで盗むという意志が生じたかというとき、警察は重いほうに持っていこうとするのです。被疑者のほうは悪いことをしたと思っているわけですから、反論できないと思い込んでしまいます。

つまり支配―被支配の関係が決まったところで調書ができますから、被疑者の側も抗弁するとか訂正を求めるということがほとんどできません。訂正は可能なのですが、実際に訂正されることは極めて少ないといったほうがいいだろうと思います。訂正してもらおうとすると、またそこでいろいろなことが起こってしまいますから、なかなかできないわけです。そこに一人称で調書が取られている、という事情も加わりますからますます訂正が難しくなります。

知的障害者と刑事事件

――浜田さんには、知的障害をもつ人が犯人とされた野田事件について書かれています。小学校一年生の女の子が乱暴され、殺害された事件ですが、その犯人に仕立て上げられていくプロセスを丹念に追いかけた『ほんとうは僕、殺したんじゃねえもの』（筑摩書房）という著作です。このお仕事で明らかなように、旧態依然とした取調べにあって、知的障害や発達障害をもつ人たちは、取調官の意のままに調書を取られ、公判に乗せられ、刑務所に送られていくという現実が一方にあります。また一方で被害者となったとき、その証言がどこまで認められるのか。適切な支援なしに、どこまで証言できるのか。こうした問題もあるかと思います。知的障害、あるいは発達障害をもつ人にとっての刑事事件という問題についてお話しください。

浜田　知的障害の人たちの証言をどう受け止めるかということについては、取り調べる側の対応も私たちの対応もまだまだ不十分だと思います。私自身もいくつかタッチした事件がありますが、たとえば自閉症のお子さんが通っている養護学校で体罰を受けた。そのことを本人が訴えたのです。親御さんは本人のコミュニケーションスタイルをよく知っているわけですが、そこから判断して、虐待行為を受けたことは間違いないということで学校を訴えた事件です。一審は勝ったのですが、最終的には負けてしまいます。

この事件で、障害をもっているこの子の訴えをどう理解するかというとき、たしかに本人の言葉だけでは分からない。周辺で支えていて、コミュニケーションを理解している誰かが付き添う、あるいは立ち会うことではじめて被害の主張ができるというケースでした。しかし立会いや付き添いについて、裁判所は非常に厳しいのです。なかなか立会いや付き添いを認めません。聴覚障害の、手話しか使えない、あるいは手話も使えない人たちの犯罪事件で、取調べそのものが果たして成り立っているのかということが見えないにもかかわらず、有罪判決となるケースもあったりします。

いま言われた野田事件の場合もかなり重い知的障害の人ですが、付添い人なしで取調べをしています。普段の生活を知らない取調官は、本人の言葉を十分に理解できないにもかかわらず、彼がつぶやいた片言隻句を取り上げ、犯行に結びつけるかたちで自白を取っています。

こうしたことに対する裁判官の目は、きわめて甘い。外国人犯罪が起こったときにコミュニケーション保障をどうするのかということと共通の問題を、知的障害や聴覚障害の人たちはもっています。そのことを裁判所にどういうかたちで訴えていけばよいのか。取調べの場面でも、子どもや知的障害、そうしたハンディをもっている人たちの取調べをどうするのか。これらの問題に関して諸外国ではずいぶん研究があります。私たちは「法と心理学会」という学会を立ち上げて、障害をもった人たちの問題を含めて取調べのガイドラインを作ろうということで、いま取り組み始めているところですが（注2）、まだまだ始まったばかりというところです。

それから、知的にボーダーにある人についても、冤罪事件は少なくありません。私が数年前にかかわった広島の事件で、瀬戸内海フェリーの甲板長が溺死したという事件がありました。フェリーの売店でアルバイトをしている二六歳の男性が任意同行され、二時間たらずで自白しています。自分はこういうことをしました、という手書きの上申書を書かされ、そこから自白調書も取られていきます。最終的に無罪になりますが、彼の場合、裁判所で障害の問題は出てきませんでした。

私も最初ハンディがあるとは思わなかったのですが、話しているととてもお人好しで、いろいろな話をしてくれます。ところが一時間も話していると、最初の話と最後の話が、がらりと反対になっていたりする。相手に調子を合わせているものですから、最後には、最初の話がひっくり返ったりするのです。これはおかしいなと思いましたし、弁護士さんからも、この人は被暗示性が高いのではないか、その辺を調べてくれないかと言われました。定時制高校を出ている人で、勉強はできなかったのだけれども、どうにか社会生活を営めるようなかたちでここまでやってきていた。ところが、取調べという緊張感のある場面のなかに置かれたときに、自分を守るということがおよそできる人ではなかったのです。そこで知り合いに心理判定を頼んで、そのことを盛り込んだかたちの鑑定書は作成しました。

ただし私は、心理鑑定や性格判定することの怖さも片方では知っているので、コミュニケーションに多少困難がありそうだからといって、あらかじめ鑑定をすればいいとは考えません。むしろどういう人であれ、そこで自分のありようを正確に伝えられるという場所を作る、可視化なり付添い人なりを認める、というかたちで考えていかないといけないのではないかと考えています。

取調べの場面では、知的障害やコミュニケーションにハンディをもつ人たちの問題が、たくさん起きてきます。一九五〇年代、島田事件という事件がありますが、死刑が確定してしまったあと再審請求をして、一九八七年に無罪となって帰ってきます。この人も、ボーダーよりは重い程度のハンディがある人でしたが、彼も自白に追い込まれています。

戦後六〇年近くになりますが、そのなかで知的障害やハンディをもった人たちの冤罪事件はかなりの数に上ります。また客観的なデータはあまり表に出ませんが、実際に犯罪を犯して刑務所に務めている人たちの率も、そうとう高いのです。実際にやる・やらないの問題だけではなく、社会の状況に適応できなくて犯罪行為に手を染めざるを得なかった人たちが、少なからずいるわけです。この問題も合わせて考えていかないといけないだろうと思っています。

発達心理学と冤罪事件

――質問の方向が少し変わりますが、甲山事件についてお話しくださったとき、目撃証言をする子どもたちの姿が、生活の場、施設の場で暮らす姿と違って見えてきたというお話がありました。この点、どんなふうに違って見えてきたのか、お聞きしたいと思います。少し補足しますと、浜田さんは発達心理学の領域で「私」というものの育ちを描き続けてこられたわけですが、そこで捉えていた知的障害をもつ子の姿と、証言台に立ったときの姿とは違っている、というご指摘なのだろうかと受け取ったのです。言葉を換えるなら、発達心理学と冤罪事件での供述分析のお仕事の二つのつながりを、どんなふうに捉えておられるか、という問いにもなるかと思うのですが。

浜田　供述分析の仕事が最初は行きがかりだったということはお話ししました。ただ、同じ人間がやっていることですから、どこかで重なってしまいます。私のなかでは、冤罪関係の仕事をしたことが発達関係の仕事にもけっこう意味を持ってきているように、いま改めて感じています。

たとえば、子どもが生きていくなかで力がどう伸びていくのか、性格や自我がどうできあがっていくかを描いていくという作業と、子どもがその力をどう使って生きていくのか、どのような生活世界をつくり出していくのかを描いていくという作業は裏表の関係にならないといけないものです。ところが発達心理学のやってきた作業というのは、基本的に、力が伸びていく過程を追いかけるだけで、伸ばした力を使ってどう生きるのかというところまでは目を向けてこなかったと思うのです。

その点で、甲山事件で知的障害の問題が出てきたときに、単に能力の問題として考えてすむわけではないと感じたのです。つまり彼らは判定や診断をするとこれだけの力しかないということになるのかもしれませんが、その力を使ってどこでどう生きて来たのかということを見ない限りは、彼らの法廷における言葉を正確に位置づけることはできないのではないか。そういうことに気がつかされてきたということです。

つまりこうした生々しい事件というのは、抽象化し得ない具体性をいつも付きまとわせているわけです。それをトータルに問わないかぎりは、この証言が嘘か本当かという議論はできない。そういうことになってきます。一人の人間の具体性を丸ごとつかむことは神ではないからできないのだけれども、そういう方向で考えていかなければいけない、そうしたことを突きつけられてきたのです。

発達心理学は、ゼロに戻ってそこから立ち上げていかなければいけないという発想をとります。卵から始まった人間が、どうしてこんなふうになっていくのかというわけです。一方で供述分析では、でき上がってしまった人間がどういうふうに生活世界をかたちづくり、そしてどう生きているのかを見ないかぎりやれない。この両方をやることには意味があるだろう。問題は、私の能力の限界と年齢の限界、これから仕事をやっていける時間があまり長くはないだろうということですね（笑）。ただ、すぐに終わりということはないでしょうから、できるところまでやっていこうとは思っています。

国家と共同性について

――大変によく分かるお話です。浜田さんとは切り込みもスケールの大きさも違うのですが――当然私のほうはささやかなものですが――似たような発想を持っている、いや、浜田さんのお仕事から学んできたものだと自分では考えています。

ところで、いまの質問をもう一度言い換えてみます。浜田さんが冤罪の問題に携わるようになられたのは、人間にとっての共同性とはなにか、という問題があるのではないかと私は考えていたのです。取調室というのは密室空間であり、そこでは「取り調べる者―取り調べられる者」というある意味で濃厚な二者の関係として取調べは進んでいくわけで、その独特のプロセスを、浜田さんはきわめて緻密に、また人間のある普遍的なありようとして解いてくださったわけです。しかしまたそこは権力空間であり、「捜査官―被疑者」という逆転し得ない立場にある人間による社会的関係の空間でもあると思うのです。いわば共同性の色濃い空間ではないかと考えたのです。個人としての存在がその共同的空間に巻き込まれたとき、どういうプロセスで個人性を奪われていくか、ということがもうひとつの主題となっているのではないかと私は受け取ってきたのですが、いかがでしょうか。共同性や国家と個人、という問題になるかと思いますが。

浜田　私は学生時代から、具体的な党派に入るのは避けていました。その前に大学という組織の共同性、アカデミズムの共同性もあって、そうしたものへの嫌悪感も強くもっていました。ですから当時の大学闘争なども、政治的問題として考えたことはなかったと思います。国家の問題となると、正直にいって手が出ないという感じを強く持っています。個人と国家の問題を、どういう土俵で議論できるのか、そこに戸惑いを感じるのです。

なぜかと言いますと、国家というものは個人のレベルからは見えてこないわけです。人は自分の身体の位置から他者と身体のやり取りを通して自分の世界を作り上げていくわけですが、やがてそのなかに生身ではつかみようのないものを、世界の構成要素として描くようになります。いわば観念です。観念がどうして発生するのか、ということにかかわってくるのですが、具体的に目で見、耳で聞き、触って感じることができる世界を超えて観念の世界を立ち上げ、これが私たちの生活に影響を与え、またこれを左右するということが起こってしまいます。

たとえばウルトラマンの存在を信じている子どもがいるとします。その子が、ウルトラマンは実在していないということを知っていく。一方でまた、ブッシュという人物がいるけれども、見たことも会ったこともない、しかしテレビにはしょっちゅう登場してくる。ウルトラマンの場合も同じです。それなのになぜウルトラマンは非現実の虚構として理解されるようになり、ブッシュはなぜ生身の人間として位置づけられたままなのか。そういう議論と、国家の問題をどう整理していけばいいのかということですね。

心理学上の問題として言えば、観念というのはどんなかたちで私たちの世界を構成し、私たちはそこで現実―非現実をどう区別し、個と関係のレベルを超えた観念の世界から私たちに迫ってくるものに対して、どういう理解が可能になるのか。そこに誤解や歪みが入っていないかということを、改めて考えていかないといけないと思っています。

国家を現実の単位として考えざるを得ないことはたしかです。しかし国家は私たちの生身の生活世界を超えた観念としてある。その根元のところでは人が人として育つとき、関係ということが不可欠であるし、そこから初めて個としての意識が登場する。そこのレベルから話を進めて、国家という現象が個人のなかにどういうものとして登場するのか。また私たちは国家というものに拘束されているという感覚を持ち、ある部分操られているという感覚を持っている、このところをどう記述をしていったらいいのか。こうした問題をいわば「観念の生態学」として考えなければと思っているのですが、いまはまだ展開できていないというのが現状です。

競争と自己責任

――いま、自己決定・自己責任の時代だと言われます。いわば競争すること、競うことが社会において当然であると見なされる時代になったというところでしょうか。競争には元来馴染みにくいはずの学校や医療、福祉の現場もそうで、学校や福祉施設が競争にさらされ始めています。こうした時代の動向について、どんな印象をお持ちですか。

浜田　競争については、いまの社会的レベルで見たときにはその必要性があるとか、そのほうが公平性を保つのではないかという意見に必ずしも反対ではないのです。しかし一方で、競争の単位が個人であることに対して非常に抵抗感があるのです。はたして個人が競争の単位なのか。自分が良い思いをして喜ぶということもありますが、人間には人を喜ばして喜ぶというところがあります。一生懸命自分が努力して、相手がそれを享受して、喜んでくれるのがうれしい。相手を苦しめたら、その相手に対して申し訳ないと思ったり責任を感じたりする。そうして個人が単位では動かない部分があるのです。ですから競争というものを、個人のものとしてだけ捉えていいのかという素朴な疑問があります。

——責任とはなにかと問われた場合、浜田さんはどんなお答えになりますか。

浜田　あまりそういう発想をしたことがないものですから、難しいですね。何にしろ、やったことは自分に返ってきます。責任を取るべきかどうかというところで議論しなくてはいけないことはたしかですが、何にしろ返ってくる。そのことを責任という言葉で語るのかどうか。生き物としてみたとき、自分がやったことの結果は、結局自分に返ってくる。ところが人間についてはその責任を引き受けていないように見える連中がいるものだから、腹が立つことは立ちますが、原則はそこですね。

（「樹が陣営」28号より）

聞き手＝佐藤幹夫

（注1）「現在、裁判員裁判対象の事件や知的障害者の事件についてはこれを可視化する方向で法案が検討されているが、なおそれ以外の大半の事件については全面可視化がなされる見通しは立っていない」

（注2）「2005年に法と心理学会・目撃ガイドライン作成委員会編『目撃供述・識別手続に関するガイドライン』現代人文社として公刊されている」

Ⅲ　医療支援と生活支援

発達障害と「問題行動」

滝川一廣

「懐かしい風景」のなかで生き直すこと

滝川です。一一月は「虐待防止月間」で、たまたま昨日、山形であった虐待防止セミナーで、アビューズを受けた子どもの強いられるさまざまな生きにくさや困難の話をしてきたところです。

一つの大きな問題は、その子どもたちがときとして激しい暴力や非行、問題行動を見せることです。それをどう理解するか、どう対処をしていくか、がセミナーのなかで話し合われました。今日のテーマは、それにダブると申しますか、つながるかもしれません。発達障害の問題とチャイルドアビューズ（児童虐待）の問題とは、さまざまな意味でリンクしています。

先ほどの石川恒さん（「かりいほ」施設長）のお話をうかがいながら、いろいろ思い浮かびました。まず、そのあたりからお話ししていきたいと思います。

「かりいほ」のスライドを見せていただきました。私の母親の実家が静岡県の山奥です。炭焼をしているような所でしたが、夏休みはいつもそこで過ごしましたので、とても懐かしい風景と感じながらスライドを拝見していました。ああした風景は私たちのこころのどこかで生きていますね。都会でまったく異なる生活スタイルで暮らしているわけですけれど、その奥で、どこかでこころの根っこにある原風景なのではないでしょうか。

社会のなかに居場所を失った人たちが、あらためて居場所を見いだすなり作り上げよう、居場所が自分にもあるという体験を得ようとするとき、この原風景はとても大事ではないかと思います。生活的には不便だったり、一つ間違えれば隔離的な場所になったり、石川さんも一時いろいろ批判されたと先ほどおっしゃっておられましたが、しかし、この風景の中で「生き直し」が行なわれること、自分の居場所や生きる意味が捉え直されることには深い意義があるだろうと思います。

病院での体験

私が精神科医になったのは一九七五年、昭和五〇年です。研修医時代、近県の古い大きな精神病院にでかけて、一日診療をし、当直をして、翌日また診療するというように週二日間を病院で過ごし、残りの日は大学で勉強をすることを続けました。やがて、その病院で常勤医として働くことになり、足かけ一〇年ほどその病院で臨床をしていました。その病院は山懐にあって、いまは廃線となったローカル電車の小さな駅を下りて田んぼに挟まれた道を歩いて通ったものです。

当時の精神病院には知的障害の人もたくさん入院していました。知的な遅れを持ち、そのためにいわゆる問題行動を抱えてしまう。そういう方々が地域に居場所を失い、また福祉的な居場所もサービスも限られていましたので、やむなく精神病院に長期入院をしていましたね。一応は治療が名目ですが、実際には病棟を生活の場として暮している方々が、あの時代、どの病院にもおられました。

たとえば女性の患者さんでしたが、スタジ・ウェバー症候群といって知的障害にくわえて顔半面に血管腫、つまり赤い大きなあざができる病気の方がおられました。ときにパニックを起こすという問題もありましたが、それよりもそのルックスが地域に彼女の居場所を奪い、事実上、病院を生活の場としていたのではないかと思われました。

私が最初に主治医として任された患者さんも知的障害をもつ若い男性でした。当時は六月に医師国家試験の合否が発表されて医師免許がもらえるのですが、免許がおりるとさっそく主治医として患者さんを受け持つことになります。もちろん、先輩医師の指導を受けながらですが、いきなり治療的に難しい患者さんを任せることはできませんから、そうすると知的障害の患者さんからとなります。知的障害そのものは治るわけではないですし、駆け出しの医者に任せても大過はないということで、知的障害の患者さんから私の勉強は始まったわけです。

その方は私が受け持つ何年か前から病院で生活をつづけて

いました。年齢は二〇代、その頃の私とあまりかわらなかったと思います。中等度の知的障害があって、読み書き計算はほとんどできず、会話でも複雑なコミュニケーションはできない。今は使われなくなった診断名ですが「接枝分裂病」つまり、統合失調症と知的障害とが合併したものという意味の診断名がついていました。

知的障害との最初の出会い

昔のこととはいえ、個人情報ですので少し事実を変えてお話ししますが、この方はある都会で無銭飲食をして捕まったというか保護されました。そのおり、宇宙人が来るとか、空飛ぶ円盤が見えるとか、妄想的なことを口走っていて、そこで先の診断を受けて、出身地の精神病院に送られて、そこで入院治療となったのです。それが、私が研修していた病院でした。

たとえばダウン症候群みたいにすぐ障害がみてとれる方ではなく、一見して知的障害があるとは気づかれにくい切れ長の眼をしたほっそりした静かな青年で、診察のときも「かわりありません」とか「申し訳ありません」とか短く語るだけの寡黙な方でした。入院の理由となった妄想や幻覚も、もう見られませんでした。病室でも特に何するでもなく、静かに過ごしていました。私も何をしてよいか分からないわけですね。ただ、週一回必ず会って、不安はないか、困ったことはないか、夜は眠れているか、と尋ねていました。

せっかく会っているのだから「絵を描きましょう」と絵画療法というような大げさなものではありませんが、絵を描いてもらうことにしました。言葉でのコミュニケーションが広がらないし。「風景構成法」という、こちらが「山」とか「川」とか指定したものを順に描き込んでいって一つの風景にまとめてもらう描画法があります。それをやってみると、風景にならないのですね。画用紙のこちら側にこちょこちょと小さく山を描き、こちら側にこちょこちょと小さく川を描くというようにバラバラで全体がつながらず、ひとつの景色として構成されないのですね。一つ一つ描かれた川や山や家なども輪郭があいまいで弱々しいものでした。

構成的な描画は無理ではないかと考え、そこで「色彩分割」といって画用紙の枠のなかに自由な分割線を描いてもらって、その分割した中をクレパスですきな色で塗り分けてもらうということにしました。結果的にきれいな色模様ができあがります。そういう絵画療法がありますが、それを始めました。

ご両親は亡くなられていて、身寄りは妹さんだけでした。結婚して家庭を持っておられ、お会いすると「本当は自分が引き取るべきだと思うが、生活にとてもそんな余裕はない。申し訳ないけれども、病院で預かっていてもらえないだろうか。毎月面会に来る」と言われました。せめて外泊はできないかとお願いしますと、「それも難しい。でも年末にはなんとか一泊させます」ということになりました。お子さんがまだ小さくて、一緒に面会にいらしたこともありました。毎月一度、病院にこられて面会室でひっそりと逢っては帰っていかれました。

お正月に外泊をしました。正月明けに出勤すると、その患者さんが亡くなったというのです。妹さんから話をうかがいました。「外泊した夜、お風呂に入ったあと、書きたいから紙が欲しいという。字も書けないのに何だろうと思いながらバタバタしいるうちにそのままになって寝てしまった。翌朝、起こしにいくと布団の中が空っぽだった。探しまわったら、近くの神社の木の枝で首をくくっていた」。そういう話でした。

悔やみきれないですね。駆け出しだった私は知的障害を甘く軽く見ていたのですね。あの人たちの生きる辛さや大変さを、きちんとキャッチしていなかったな、理解していなかったな、そう感じましたね。知的な遅れのある人、字も書けない人が、自殺まで考えているとは、想像していなかったのです。

もっと早く気がつくべきでした。「色彩分割」をはじめたと申しましたね。分割したマスのなかをいろいろな色を塗り分けていくのですが、この方はだんだん色を選ばなくなって、白いクレパスだけで塗るようになっていたのです。これでもう察しなければいけないのですが、駆け出しの私は「もう飽きてきたのかな、何か別のものを考えないといけないかな」くらいしか考えなかったのです。私はたくさん失敗を重ねてきましたけれど、失敗の第一号でした。

妹さんのお話や本人の話をまとめてみますと、ご両親が早く亡くなられ、山村の貧しい家庭に育ち、知的なハンディへのまわりの気づきも薄く、たとえ気づかれても支援の場もないまま普通の小学校、中学校で過ごし、集団就職で都会の工場に就職をしています。どんな仕事だったかは、本人に尋ねてもなかなかわかりませんでした。

その患者さんの話で印象に残っているのは、会社の従業員寮で暮らしていたが、年末年始がすごく困ったという話です。完全休業になって、従業員も寮の賄いをする人もみんな帰省しますから寮も閉じられてしまう。ところが彼の場合、両親は亡くなっていますし、切符を買って遠くの実家まで帰る自信もない。社長さんが配慮して下さったのだと思いますが、寮は閉めるけれど、特別に寝泊まりを続けてよいとしてくれていたそうです。

でも食事に困ったと言うのですね。賄いがないし、あの頃はコンビニもファミレスもありませんし、お店も正月にはみんな閉まってしまいました。歩き回って開いているお店をなんとか見つけ出しても、そこに入る自信がない。なぜなら、「メニューが読めない」と彼は言いました。だから注文ができない。「訊けばいいのに」とは、字の読める私たちの発想で、読めないことを知られたくない。自尊心の問題です。だから訊けない。字が読めない人の苦衷はそこですね。結局、店に入れず、年末年始はどこにも出ないで、水だけ飲んでいたと言います。なかなか話をしない彼が、ぼちぼちと問われ語りながら、そこまで話してくれたのは、よほどのことだったからにちがいありません。

彼にとってお正月は気持が浮き立つような、めでたいときではなく、一番辛いときだったのですね。そんなお正月を外泊の時期に選ぶべきではなかったのです。

その会社が倒産して、生活の場所も手段もなくなり、窮境にあって無銭飲食となったのでしょうね。ふつうなら、とりあえず故郷の身内に頼るとかするものですけれども、遠くまで乗り継いで帰る自信もなかったし、遅れをもつ人たちはみずから他人に助けを求めたり依存することがとても不得手ですね。

病院での知能検査で中等度の知的障害という診断でしたが、早期から支援がされていたなら、もう少し力を伸ばせていた方のような気がします。なんの支援もないまま社会に押しだされて苦労をされてきた方でした。そして自分が妹に苦労をかけるのではないかと感じて（妹さんの暮らしも大変だったのだろうと思います）、そっと身を引いたのでしょう。

これが、私が最初にであった知的障害の患者さんです。最初の出会い、かつ最初の失敗のこの体験がどこか発達障害理解の根っこにある気がします。遅れをもつ人々の体験世界を考えるようになったきっかけですね。

児童相談所での体験

そして一〇年たって、一九八四年、名古屋市の児童福祉センターに勤務になりました。児童相談所や小児診療所、障害児の通園施設や情緒障害児短期治療施設（児童心理治療施設）が一体になったセンターでした。行った途端にぶつかったのは、児童相談所の一時保護所に保護されていた二人の女の子が、当直の保育士（当時の呼称で保母）さんを殺して脱走したという事件でした。幸か不幸か、私は赴任そうそうで、この事件には直接かかわることはありませんでした。

一時保護所は、現在はもっぱらアビューズの疑いで家庭から保護された子どもをひとまず預かる場所となっていますが、当時は非行の子どもを一時的に預かって、そこで詳しい環境調査や心理判定をして、家庭へ戻して在宅ケアでいくか、自立支援施設（当時の呼称は「教護院」）での入所ケアにゆだねるか等を判断するためによく使われました。その二人も、非行で一時保護された少女たちでしたね。

職員が手薄だからこんな事件が起きたという意見が強くて、名古屋市は一時保護所の職員増員に踏み切って、再発予防を図りました。児童相談所がアンダースタッフなのはまぎれもない事実ですから増員はよいことでしたが、はたから見ていると（岡目八目ですが）、もっと大きな穴が見えました。

じつはそのとき、二人の女の子については一時保護を解除して家に帰して、在宅ケアでやる方針がもう決まっていたのです。ところがそれが彼女たちに伝わっていなかったのですね。殺しまでして逃げる必要などまったくなかったのです。少し待てば家に帰れたのです。それを伝えていなかったばかりに、大変な罪作りをしてしまったわけですね。

いまはどうなっているでしょうか。少なくとも当時は、担当者の間では方針が決まっても、それを子どもにすぐ伝えないことがままあったのです。児童相談所は子どもの支援やケアをする臨床機関であると同時に行政措置機関でもあって、直接関わっている担当者のレベルで「こう」と決まっても、会議を経たり上司の決裁を取ったりの手続きを踏まないと「組織決定」ができないネックがあります。子どもを家庭から離して施設に措置するなど、子どもの人権にとって重い決定をなす責任上、担当者の個人判断ではなく、厳格な組織的な手続きを経ねばならないという理屈があるのでしょう。

子どもに限らず、これからどうなるかを、わかる範囲できちんきちんと伝えてゆくのが、支援の鉄則ですね。人は先の見通しがあればかなりのことも待てますし、耐えることができますが、先が見えないと不安や絶望に向かいやすいのです。職員を殺して逃走というと、いかにも凶悪な非行少女と見えるかもしれませんが、実は弱い子どもたちで不安に駆られての仕儀だったのではないかと推測します。

一九六〇年代から七〇年代の初めが少年非行の第二次ピークでした。現在、少年殺人は年間七〇～八〇件ですが、その頃は年間四〇〇件も五〇〇件も起きていました。そして八〇年代から、殺人、暴力など少年の激しい非行は急減していきます。ちょうどその境目の時期に私は児童相談所に赴任したわけですね。

六〇年代から七〇年代の初めにかけて、少年非行や少年の反社会行動がピークになりました。児童相談所の職員にはソーシャルワーカー、「児童福祉司」というのが正式な職名でしたが、非行対処のベテラン、腕利きのスタッフがたくさんいました。この人に任せれば大丈夫という人ですね。子どものこころもつかむし、現実的な対処もできる。そういう福祉司さんたちが、これはちょっと困った、自分たちのノウハウが、どうもこの子とは合わないようだというケースを精神科医である私のほうに紹介する。そういう機会がだんだん増えてきたのですね。

そんな子どもたちを見ると、発達的なハンディを持っている子どもたちが大きな割合を占めるのです。たとえば知的障害があって、万引きを繰り返す。小学校の、当時の言い方でいえば「特殊学級」に通っている女の子でしたが、お菓子とか小物なんかの万引きを繰り返し、親が叱っても叱っても繰り返す。うんと買い与えれば満足して止むかなと思っても、やはりやってしまう。そういうお子さんがいました。

それからこちらは男の子でしたが、無賃乗車を繰り返します。それも名古屋から青森まで行き、そこで保護されて、引き取りに行かねばならないといったことが起きます。叱れば、そのときには「分かった」と言うのですが、またやってしまう。親が「月に一回は必ず旅行に連れて行ってあげるから、それまで待ちなさい」と言っても、待てずにやってしまう。

かたちの上では万引きや無賃乗車ですから、形式的には「非行」や「犯罪」に該当しますが、内容的には果たして一般の「非行」や「犯罪」と同じに考えてよいのか。どうもちがう。しかし、やはり問題としなければならない行動だという意味で、こうしたものはしばしば「問題行動」と呼ばれてきました。これはどういう行動なのだろうか。子どもに「どうして？」「なぜするの？」と聞いても、教えてくれません。子ども自身も説明できないわけです。これをどう理解すればいいか。なぜそういうことが起こるのか。子どもの中でどんな体験が起きているのか、想像したり、考えたりしないといけないな、という問題にぶつかりました。

そうこうするうちに、たとえば神戸事件のような、とんでもない事件がおき、子どもが犯人だったことが世間に衝撃を与えました。ちょうど佐藤（幹夫）さんと知り合った頃で、佐藤さんに聞かれましたね。この事件をどう考えますかって。

精神科医は患者を治すのが仕事で、犯人をプロファイルするのが仕事じゃない（笑）、そんな答えで逃げてしまいました。でもやはり、なぜああいう事件が起こるのか、考えないといけないのではないか。そう思い、こうした問題も、発達という視野のなかで考えるようになりました。

発達と「問題行動」

このあたりから「問題行動」をどう考えるか、に入ります。もちろん、きれいな答えが出るわけではないですが、まず言えることは、当たり前ながら、子どもとは「社会性」がまだ十分に育っていない存在だということです。発達的にいえば、社会性をはじめから備えて生まれてくる赤ちゃんはいません。体験や認識をまわりの人たちと共有するわざ、まわりの人たちと社会的に交流を結び、社会的な共同規範や約束のもとにふるまうわざはまだ身についていません。そこからスタートして、少しずつ社会性を培ってゆく途中の段階が子どもですから、十分に育っていなくて当然ですね。それが「子ども」というものです。

わたしたちが「問題行動」とか「非行」とか「犯罪」と呼ぶものは、すべて社会の共同的な規範から外れた行為ですね。そうなら、まだ発達途中で非社会性を大きく残している子どもたちがそうした逸脱をするのはむしろ当たり前で、十分にありうることだと考えたほうがいいのではないか。子どもが大事件を起こすと、「なぜ子どもがこんなとんでもないことを！」という驚き方をしますね。これは逆なのです。子どもだからこそ、とんでもないことをしてしまうのです。

もちろん、十分に社会化したおとなも規範からの深甚な逸脱をときに起こします。これが「犯罪」と呼ばれるものです。しかし、これは社会規範をちゃんと認識していながら、敢えてそれに反した逸脱で、立派な（？）社会行動とみなされます。それゆえに、その行動に対して裁判といった社会的な手続きを踏まえ、社会的な制裁の対象（刑法の対象）とできるのでしょう。ただ、どこから十分に社会的な行動とみなすかの境界は微妙で、その境界域に「犯罪」とは区別した「非行」という概念が生まれたのでしょう。

わたしたちは忘れていますが、ある時代までは、子どもとはとんでもないことを仕出かすもの、無鉄砲なものだというのが一般的な理解でした。その理解が消えていったのは、社会全体として子どもたちがおとなしくなり、お利口になったからでしょうね。さっき、六〇年代から七〇年代の初めは少年非行がピークで、少年殺人が四〇〇件から五〇〇件あったという話をしました。それが七〇年代の途中から急減して一〇〇件を切り、現在は七〇件から八〇件のレベルにまで減っています。そして、子どもはとんでもないことをするものだという共通理解も消えていったのですね。子どもは純粋無垢なものという子ども観が先に立つようになって、それゆえ、神戸事件のようなことが起きれば、ありうべからざることが出来したという衝撃と不安が惹起されるのでしょう。子どもの非社会性がおとなの目に「無垢性」として現われることも少なくありませんから、これもまったく間違った子ども観とは言えませんが、同じ非社会性が「とんでもない逸脱」として現われることと裏表なのだという理解が必要です。

子どもとはとんでもない逸脱をなしうる存在ということを前提に「問題行動」を考えていったほうが建設的でしょう。ただ、そうはいっても大多数の子どもたちは破滅的な逸脱にまで及ぶことはなく、凶悪な少年非行は大きく減っています。なにかが子どもたちを「問題行動」から護っているのでしょうね。ここがポイントかもしれません。

欲求や衝動のコントロール

これを考えるヒントになるのは、アビューズを受けてきた子どもです。彼らはときに本当にとんでもないことを起こします。児童養護施設や児童心理治療施設（情緒障害児短期治療施設）で、そういう子どもたちをケアしていると見えてきますが、しばしば衝動的な暴力がおき、窓を割れないガラスに変えないと施設がもたないほどです。よく喧嘩が起き、ささいな理由で、半端ではない暴力沙汰が起きます。悪意はなくても、すれ違いざまに蹴ったり、悪口を投げつけたりします。性的な逸脱も決して例外的な事態ではありません。アビューズが深刻なのは、子どもたちにこうした問題を引き起こしてしまうことですね。

この子どもたちの暴力的な逸脱については、暴力に晒されながら育ってきたため暴力を通して人と関わることしか知らないこと、自分の境遇にやり場のない激しい怒りを抱かざるをえないこと、などが理由としてあげられています。しかし、それだけではなく、発達的な問題が根底に考えられます。欲求や衝動を自力でコントロールする力が育っていないのですね。いいかえれば、衝動性がとても高いのです。これは発達障害の人たちの抱える困難とも重なるところです。

こころの働きになんらかの遅れがみられる現象をひっくるめて「発達障害」と呼んでいます。医学的には、発達障害とは脳の生物学的な障害による病理現象としばしば考えられています。しかし、これは脳に障害がなければ、すべてのひとが定型発達（つまり平均水準の発達）をすると考えることであり、妥当ではありません。身体が健康ならみんなが平均身長に達すると考えるのがおかしいのはわかるでしょう。確かに脳に生物学的な負荷を強いられたゆえに発達が大きく遅れる現象は多々ありますが、逆は真ならずで、発達障害のすべてが病理的な脳障害とは言えないのです。自然の個体差（正常偏倚）として平均よりずっと身長の低いひとが必ずでてくるのと同様、精神機能の発達も平均よりも遅れるひとが一定の確率で必ずでてくるのです。これは病理現象ではなく、自然現象とみるべきだと思います。発達の遅れや偏りは、何らかの脳の生物学的な負荷によるもの、アビューズのように何らかの環境的な負荷によるもの、特別の負荷はなくても自然の個体差として生じるもの、この三つのグループからなっていると考えるとわかりやすいでしょう。三つがくっきりと分かれるとはかぎりませんが。

人間も最初は一個の生物体として生み落とされ、いわば野生的存在に始まって、しだいに社会的・文化的存在へと発達していきます。つまり、精神発達とは、生物学的に与えられたものが養育・教育など社会的な関わりを通して社会的なものに作りかえられてゆくプロセスと考えることができます。この点でも、精神発達やその遅れを脳の生物学的側面だけで説明するのはむりがあります。

生物学的には、欲求や衝動や情動は必要だから生じるものですね。空腹なら食べる、排泄の欲求がおきれば排泄する、敵にであえば怒りを発して闘う、あるいは恐れにかられて逃走するなど、動物はそのつどの欲求や衝動、情動に従って行動することで生存を確保しています。これは生物学的にプログラムされた行動様式でしょう。人間も動物である以上、生まれつきはそうで、事実、乳児は欲求や衝動のままに泣いたり排泄をしたりしていますね。しかし、人間の場合、いつまでも欲求や衝動のままに行動することは許されず、それを敢えて自己コントロールする行動様式を身につけねばなりません。なぜなら個々人がそれぞれの欲求や衝動や情動のままにふるまったら、社会（共同体）がなりたたないからです。トイレットトレーニングに代表されるような「しつけ」を通して、子どもはこの行動様式を学んでゆきます。この自己コントロールの力を、日常の言葉では「意志」と呼んでいますね。ですから、意志（自己コントロール力）とは、生得的に備わっている生物学的な能力ではなく、後天的に習得される社会的な能力なのです。そう考えれば、社会化が成人ほど進んでいない子どもたちが、なんらかの欲求や衝動に駆られたとき、たやすく規範から逸脱しやすくてもふしぎはないでしょう。一般に子どもがとんでもないことをしでかしうるのは、このためです。

愛着と安心

しつけを通して意志の力をはぐくむには、けっこうな努力がいります。生物的自然に敢えて逆らうわけですから。幼い子どもがこの努力を払えるのは、乳児期から親（養育者）との間に強い愛着と安心のきずながができているためでしょう。しつけは一般に親がしますね。深いきずなをもった養育者から「うんちはオマルでしましょう」「手掴みでなくスプーンで食べましょう」と差し向けられるから、子どもは取り組めるのです。それに加え、親（養育者）自身もそうしているからですね。大好きなお父さんお母さんが、お茶碗とお箸でご飯を食べている。トイレでおしっこやうんちをしている。だから自分もそうなりたいという積極的な意欲によって、子どもの努力は支えられています。

乳児期までの親子関係は、子どものほうが、もっぱら与えられ、してもらう関係でした。首尾よくうんちをオマルに出すと親は大喜びするでしょう。これは子どものほうが親に与える初めての体験で、幼児にとってうんちは「プレゼント」の意味をもつとフロイトは言っています。しつけとは、一見、ああしなさい、こうしなさいと言われて、させられる受け身の体験に見えますが、そうではなく、それまで親から与えられるばかりだった子どもが、自分が親に与え親を喜ばせる体験をもたらします。ここから、自分にはその力があるという能動性が育まれますね。意志の力とはこういうもので、これによって子どもは欲求や衝動を自らの力でコントロールできるようになってゆくのです。

こう考えれば、ネグレクトのように、しつけはもちろん、養育者との親密な関わりが放棄されてきた子どもたちが衝動をコントロールする力に極端なほど乏しくて当然ですね。いっぽう、少しでも失敗すれば罰せられる強圧的なしつけも、意志の力の形成を阻みます。外圧によって受け身にコントロールされるばかりなので、自ら内発的にコントロールする力が育たないからです。しつけはうまく進まず、それがいっそうしつけを強圧化させる悪循環を生んで、身体的虐待に傾いてゆきます。アビューズを受けてきた子どもたちの衝動性が高く、攻撃性や暴力性をコントロールできずに暴発させてしまう背後には、こうした問題が潜んでいます。生物的自然にあえて拮抗する力を身につける努力は、愛着と安心のきずなに導かれねばなりませんが、そこからまず躓いているのですね。

裏からいえば、子どもたちはまわりとの愛着と安心、そのつながりがあることで極端な逸脱から護られていると言えるでしょう。

認識・判断力と社会性

衝動や欲求のコントロールとは、それを抑えて我慢することではありません。ほんらい必要があって生じるものなのですから、ちゃんと満たさなくてはなりません。食事の時間まではは食欲を抑えねばなりませんが、食事が始まって「いただきます」をしたら今度はお箸やスプーンを使って食欲を満たすことに努力を集中しますね。意志の力とは、抑制力と遂行力との対からなっています。

いつどんなときは欲求や衝動を抑え、いつどんなときに満たせばよいのか。どんなやりかたで満たせばよいのか。それを決めているのは、その社会における規範です。したがって自己コントロールの力を子どもが培う過程とは、同時に子どもが世界にはさまざまなルールや約束があり、それは大切なものだという認識とそれに基づいて行動を選んでゆく判断力とを培う過程でもあります。これが身につかないと、社会的に承認されたかたちで欲求や衝動を満たすことに失敗しやすくなります。

アビューズの場合とは背景や理由は異なりますが、発達障害と呼ばれる子どもたちも、しばしば欲求や衝動のコントロールがうまくできず、衝動性の高さを見せます。自閉症圏では、関係の発達が遅れる結果、養育者との関係のきずなを通してはじめて身につく自己コントロール力の獲得が困難とならざるをえないからでしょう。知的障害圏では、認識の発達が大きく遅れる結果、社会的な規範とその意味を深く認識してこころに根づかせることに遅れざるをえません。両方が重なって、そのつどの衝動や情動に大きく振り回され、「強度行動障害」と呼ばれるような大きな行動上のトラブルとなってあらわれるケースもでてきます。

発達に大きな遅れをもつとは、自分には理解しきれない対処しきれない世界を、関係の支えに乏しいまま生きねばならないことを意味します。これは高い不安や緊張をもたらしますね。アビューズを受けてきた子どもたちをつき動かす情動が「怒り」だとすれば、発達に遅れた子どもたちのそれは「不安」です。どちらも無理からぬ情動ですけれども、問題はそれをなんとかコントロールして処理する力が育っていないため、激しい暴発や混乱が引き出されやすいところです。

事務次官殺傷事件から

ちょっと前に、厚生省の事務次官が殺傷されるという事件がありましたね。最初は何か政治的なテロではないかと言われましたが、そうではなく、容疑者が子ども時代に飼っていた犬が保健所に殺されてしまったというので、それへの仕返しだった。容疑者の主張ではそうでした。そんなバカな動機があるか、という声があり、「発達障害」なのではないかという人もありました。よく理解できない行動が見られたとき、一昔前はすぐに「統合失調症」が疑われたものですけれど、現在はすぐに「発達障害」が疑われる習いになっていますね。私は直接診たわけでもなく、発達障害があるか否か分かりません。可能性として以下のことは言えると思います。

皆さんも子どものころ、犬や猫などの動物をすごく大事にして、友だちにしていた覚えはあると思います。それは、大人が「ペット」を愛玩するのとは意味が違うのですね。もっと思い入れの深いものです。だから子どもにとって、その動物が大人の事情で殺されてしまったら、とても理不尽な体験となります。いわゆる「ペットロス」を超えた、深い耐えがたい体験としてこころに焼きつく。子どもには、そんなことがあると思うのです。たとえば映画にもなったローリングスの『子鹿物語』が、それを描いていますね。

子どもはおとなに対して無力ですね。小さな子ほどそうです。涙を流すしか仕方がないわけで、そのとき「今は何もできないけれど、いつか仕返しをしてやる」という思いを密かに抱いても不思議はないことですね。仕返しの空想でかろうじてこころをなだめるのです。皆さんにも覚えがありませんか。子どもからすれば大人の理不尽で、ほんとに悔しくてならないけど、なにもできない。そういう体験の一つや二つはあると思うのです。子どもであるとはいかに無力なことか。「大きくなったら、そのときには」とこころに刻み、それが子どもを大人へと歩ませる一つの力になるとも言えるでしょう。

でも、一般には大人になる頃には忘れたり、許していますね。子どものときはあんなに大問題だったことが、いつしか小さくなっているのが成長ともいえます。その後の色々な大き体験によって癒やされたり、視野が広がるにつれて人生の一コマに相対化されていくのでしょうね。

ところがこの容疑者は、その後も孤独でつらい人生を歩んできた人のようですね。職場でも（少なくとも本人の観点からは）理不尽な仕打ちをうけ、もう仕事をつづけられないと辞めてしまうのです。おそらく、このとき、フラッシュバックのように子ども時代の思いが蘇ったのでしょうね。「忠臣蔵」や「巌窟王」みたいに復讐心を燃やし続けてずっと生きてきたわけではなかった気がします。ただ、このとき、「いつか仕返しを」と子ども心に誓ったことが、当時の怒りや哀しみとともに今のことのように蘇って、非合理な凶行に走らせてしまったのではないでしょうか。一つの想像にすぎませんけれど、そういうことも人間にはありうると思うのです。

（「飢餓陣営39号」より）

Ⅲ　医療支援と生活支援

罪を犯した障碍者との面接で見えてきたもの

小林隆児

はじめに

こんにちは。ご紹介いただきました小林です。私は精神科医です。これまでの私の臨床を振り返りますと、お会いした患者さんは、赤ちゃんから大人まで、お年寄りを除いて実にさまざまな年齢層の方々です。最初の頃は発達障碍、それも主に自閉症を中心に診てきました。その後、次第に多様な精神病理を示す患者さんにお会いする中で、発達障碍臨床で培ってきた経験をもとに、いろいろと考えるようになりました。次第に関心は広がり、今ではあらゆる心の病理とされるものの成り立ちとその治療に関心は移ってきたように思います。そんな中で今考えていることをお話ししてみたいと思います。

本日のテーマを考える上で私には強く記憶に残っている印象的な経験があります。すでに時効になるくらい昔のことですので、最初にそのことについて述べてみたいと思います。

昔、福岡にいた時に精神科医のある友人から相談を受けたことを思い出しました。ちょっと見てほしい人がいる、というのです。友人が言うには、社会的には立派な職業人だが、大変な事件（高額の詐欺事件）を起こした人がいるので、診てくれないかとの依頼でした。友人の話を聞くと、発達そのものに問題があるのではないか、今風に言えば発達障碍を疑っているようでした。

ある事件を起こした人との面接から

友人は彼のことを学生時代からよく知っていて、その様子を次のように話してくれました。

個人的にも仲が良かったので、下宿にもよく行っていたが、部屋の中は雑然としていて片付けられておらず、台所からトイレまで不潔な状態だったといいます。性格はくだけたところもあって、付き合いやすかった。スポーツも野球が上手くて、ピッチャーをやるほどだった。しかし、その後も長年付き合いがあるが、友人同士で語り合ったという実感をもった経験は皆無だといいます。食事やその後の二次会にも付き合ってはいたが、クラブに行って女の子と話したり、カラオケで歌ったりしている時でも、ひとり彼だけそばでいつの間にか寝てしまっているということが多かったそうです。自分の気持ちを友人に語るということは、思い出してみると、まったく思い浮かばないともいいます。それでも彼の仕事は順調で、顧客もついていたそうです。ただ身近に見ていて気になったこととして、金銭欲がない、財布をよく落とす、電車を間違える、タクシーを使って福岡から長崎まで行くようなことを平気でやってしまう、約束にはとてもルーズだったといいます。奥さんの話では、真面目な話をしようとすると、すぐに寝てしまうそうです。結婚する前の見合いの席で、食事中に寝てしまい、奥さんの父親が怒ったことさえあったそうです。

私は気軽なつもりで引き受け、一時間ほど友人の職場の一室で面接をしました。まず自己紹介して、このような形でお会いすることになった経緯を説明しました。彼は特に抵抗を示すこともなく、了解してくれました。すぐに今回の経緯を尋ねながら話を聞いていきました。私のほうからいろいろと尋ねるまでもなく、彼は自分のほうから今回の事件に至る経緯を淡々と、第三者のように、他人事のように話し続けました。話の内容は理路整然としていて淀みもありません。

私は初対面ですし、事情が事情ですから、あまり慣れ慣れしくはできないな、と思いながらしばらく彼の話を黙って聞いていました。彼の話を聞いているうちに、これはいかん、このままでは一時間でも二時間でも、ずっとこんな調子で話が続き、面接も終わってしまうのではないかと思い、どう割って入ろうかと考えずにはおれなくなりました。

面接開始直後に垣間見えた変化

事件の内容そのものは深刻なものですし、恐らく彼の人生の今後を考えると、非常に厳しい現実が待っていることは容易に想像できましたから、彼も今となっては後悔の念や辛い思いを感じているのであろうと思いました。

そのようなことを考えた時に私にとても印象深く思ったのは、彼が話し始めた時にかすかに生じた変化でした。彼は私と会うなりなんら抵抗なく自分から話し始めたのですが、その際ほんの一瞬でしたが、彼の気持ちに動揺が生じたのでしょう。彼の視線が宙に舞い、感極まったのか、目頭が熱くなったのです。私はおやっと思ったのですが、瞬時に起こったこの変化はすっと奥に引込んでしまい、何事もなかったような表情に戻りました。その後は淡々とした口調での話が続きました。私はこの変化をその場では取り上げることはせず、しばらく黙って話を聞いていく中で、彼の幼少期のことについて話題を振ることにしました。

「あなたは小さかった頃、お母さんからどんなふうに言われました?」と尋ねると、「いつも違ったことばかりやっている、変わった子だったと言われていた」と即座に返答が返ってきました。次いで「小さい時から他人とは違ったことをよくしていて、変わり者だった」こと、「小中学生の時、他人の笑いをとるために、人に受けることをよくやっていた」とまで話してくれました。芸達者でお笑いをとることに長けていたというのです。このように昔の自分について次々に自発的に話をしてくれることに私は驚きを感じながら聞いていました。

私の友人の話では、彼は何らかの家庭の事情で祖父母の手で育てられたようです。その他にもいろいろと気になる話が友人の口から語られました。何でも気軽に人の物を借りる、人の愛用している物を平気で使う、返そうという気はさらさらない、でも自分の物にしようというよりも、そのまま忘れてしまっているようだといいます。

犯罪の背景にある生育史

この人との面接を行なって最も印象的だと思ったのは、先にも述べたように、自分が語る際に、まったく感情を表に出さず、首尾一貫して冷静に語っていることでした。表立っては今の自分の気持ちの動揺を見せることもありませんでした。自分の行なったことに対して常に一定の距離を持って語っているということです。そこには何か自分の語りたくないことを意図的に隠しているという構えも多少は混じっているでしょうが、それよりもいつも他者に対して、大切な事柄に対して、一定の距離を取るというスタンスが特徴的な人ではないかと思ったのです。そのことを裏付けるエピソードはいくらもあります。人付き合いの場、公的な場は勿論のこと、私的な場でも自分を語ることはありません。話が親密な、情緒的なものになっていけばいくほど、話に加わることなく、いつの間にか寝てしまうほどでした。情緒的に触れ合うような関係になりそうになると、途端に回避的な態度を取っているということなのでしょう。

彼のこのような対人的構えの起源がどこにあるかを考える上で参考になるのが彼の生い立ちでした。「小さい時から他人とは違ったことをよくしていた。変わり者だった」といいますし、彼自身の口からも「小中学生の時、他人の笑いをとるために人に受けることをよくやっていた」ことが語られています。

親密な人間関係の回避と現実感覚の乏しさ

このような生育史から伺われるのは、幼少期から一貫して対人関係において、他者と何かを共有するというような親密な人間関係を避け続けていたことですが、さらに興味深いのは、芸を通して他者の注目を浴びることには熱心であったというところに、彼なりの自尊感情を高めるための言動を見て取ることができることです。

その根っこには、なんらかの家庭の事情で母親ではなく祖父母の手による養育を受けた体験が関係しているであろうことは容易に想像できます。つまり彼には「甘え」体験の欠如があったのでしょう。そのことが現実の対人関係に対していつも回避的な構えを取らせることにつながったのでしょう。そのことはアクチュアルな感覚、つまりは自分が生きているという実感を持つことを困難にさせますので、結果的に「現実感覚」を身に付けることを困難にしていったのではないかと想像されるのです。

なぜ犯罪にまで至ったのか

友人から犯罪に至るまでの彼の仕事ぶりなどを聞いてく中で、私が推測したのは次のようなことでした。仕事の能力は人並み以上にあるが、日常的に処理しなければならない細かな業務をついつい後回しにするようにして回避し、自分の関心の強いことにばかり精力を費やすという仕事ぶりだったといいますが、そうした中で次第に金の融通がきかなくなり、その場しのぎの嘘を積み重ねていったようです。その結果、次第に追い詰められていったのではないかということです。仕事にも他人にもきちんと向き合えない、そんな人間関係の基本的なことが、このような深刻な事態を招いた根っこにあったのではないかと思われました。

罪を犯した人の対人的構えを「発達」という視点から考える

これまでの彼の特徴を聞いていくと、精神科医でなくてもアスペルガー症候群を想像したくなるほどですが、私はここで彼の診断を検討するのではなく、彼にみられた対人関係の取り方を「発達」という視点から考えてみたいと思います。

昨今、成人の発達障碍がさかんに取り沙汰されるようになってきました。成人になっても独特な対人関係の取り方を示し、コミュニケーションのどこか肝心なところに欠落があるような人々を、大人の発達障碍として捉えようとする動きが目立ちます。そこで考えられている発達障碍なる概念の基本には、脳障碍が想定されていることが大半で、コミュニケーションの難しさについても、その基盤に何らかの脳障碍が考えられているといってていいでしょう。

今日、発達障碍に対する一般的な理解は、「なんらかの生来的な中枢神経系の成熟の問題（impairment）があり、成長・発達過程で、それを基盤にした様々な能力障碍（disability）が発現し、その結果、日常生活に多様な生活困難（handicap）が生まれる」ものとされています。

発達障碍の人たちを理解する際に、その基盤に脳障碍を想定するという考え方に私がついていけないのは、彼らにみられるコミュニケーションの問題、対人関係の問題を、脳の障碍という「個」の問題に起因すると考えるところにあります。そこに決定的に欠けているのは「発達」という視点です。もちろん、難聴のように明確な中枢神経系に基礎障碍を認めるものもありますが、ここではそのようなものは除いて考えています。

「発達」という現象を理解する上で大切なこと

「発達」という現象は、ヒトが生まれて以後、常に養育者を中心とした大人の人々との濃密な交流を通して「人」になるというプロセス（過程）そのものを指します。そこで大切なことは、そのプロセスで親子、とりわけ母子間でどのような営みが行なわれているのか、その内実を見て行くことがまずもって私たちに求められていることです。そのことの検討なくして、一足飛びに脳の障碍を想定するのは、本来の科学的態度とはいえないでしょう。乳幼児期早期の歪んだ体験や経験が脳の成熟過程そのものを歪め、結果的に脳に何らかの非可逆的な障碍をもたらすことは、動物実験の世界ではよく知られています。

したがって、乳幼児期に親子関係の中で何が起きたのか、そこで乳幼児はどういう経験をしたのかをまずはみていかなくてはなりません。さらには、そのことがその後の成長過程で対人関係にどのような影響を及ぼすのか。このようなことを考える中で、発達障碍によくみられる症状や障碍（とされているもの）を理解していく。そのような姿勢が必要だと思うのです。発達障碍に対する支援の本来のあり方は、そのような理解があって初めて切り開かれていくものでしょう。そのように考えて行くと、現在よくいわれている「発達障碍のように障碍特性を理解した支援」の「障碍特性」という考え方に私は大いなる疑問を持っています。このような発想の背景には「個」の病理があり、それが非可逆的なものゆえ、それを前提に考えなければならないという考え方が潜んでいると思われるからです。

「関係」の問題は私たち関与する者を抜きに考えることはできない

ついで強調したいのは、発達障碍が問題視されるようになった最も大きな理由はその対人関係のおかしさ、コミュニケーションの歪みなど、「関係」にまつわる問題だということです。「関係」を問題とするからには、素朴に考えても「個」の問題に帰せることには無理があることは誰にでもわかることです。コミュニケーションの問題を考える際には、相手の言動のみならず、私たち自身の言動をも念頭に置き、相互間でどのような現象が起こっているのか、そのことを捉えなくてはなりません。そのためには、両者間で起こっていることを、言語的次元は勿論のこと、非言語的な次元をも含めて検討していくことが必要になります。

「甘え」とアタッチメント

私はこれまで乳幼児期早期の母子関係に問題をもつ子どもたちとその養育者を多数診てきましたが、そこにどのような関係の問題が生まれているかを一貫して観察してきました。その中でもっとも大切だと思っていることは、「アタッチメント」にまつわる問題です。いまやアタッチメントは、虐待臨床は勿論のこと発達障碍臨床においても強調されるようになってきました。ただ残念なことに、attachment という用語は、「くっつく attach」という原義が示しているように、行動次元の視点でなおかつ子どもの側の視点に立っています。そこには「関係」の視点が欠落しています。私たち日本人にとって「アタッチメント」といわれる現象は「甘え」にまつわる現象ですから、「甘え」という視点で捉えると、そこに「関係」という視点が自ずから生まれてきます。なぜなら「甘え」は相手があって初めて叶うものだからです。「甘え」は相手次第だということです。相手との関係の中で「甘え」を検討しなければ、「甘え」の実態を把握することは困難です。さらに「甘え」の視点のもつ重要な意義は、アタッチメントが行動次元の現象記述であるのに対して、「甘え」は当事者（母子）双方の情緒のありようを意味しているということにあります。

「甘え」の視点の大切さ

こころの問題を考える上で最も大切なことは、当事者の気持ちのありようをみていくことですから、情緒のありようを意味する「甘え」の視点の大切さは言わずもがなです。さらに「甘え」にまつわるこころの動きは、非言語的次元のコミュニケーション世界ですから、その世界を捉える上で、「甘え」の視点は大きな武器になります。「甘え」の世界を感受する能力がわれわれ日本人のＤＮＡには組み込まれているであろうことを考えると、「甘え」の視点が乳幼児期早期の母子関係を論じる上で大きな力となることが期待されるのです。

日本には、古来より「甘え」にまつわるデリケートな感情を表現する言葉が多々あるのはそのためです。接近したいという欲求や感情であり、慈しむことで親自身も「甘え」を味わっているということができます。そういう情緒的な関係を大事にし、慈しんできたという歴史があることを私たちは大切にしたいものです。

乳児期にみられる母子関係の難しさ

生後六カ月くらいから、子どもの「甘え」は誰の目にも見えてくるようになります。私が相談を受けるのは、「甘え」の関係がうまくいかないという事例が大半です。子どもが母親になつかない。なついてくれない。そのため母親は子どもにどう接してよいか分からない。そんな母子関係での相談です。そのような母子を丁寧に見ていくと、そこに共通した特徴があることに気付きます。

その特徴の要点は、「母子が遠く離れていると、子どもも心細くなり甘えたいような行動を取るのですが、いざ母親が子どもに近づいて相手をしようとすると、なぜか途端に背を向けたり、視線をそらしたりする。抱っこしようとすると、仰け反って嫌がる。そのため母親が好きにしなさいと放置すると、再び相手をしてほしそうな行動を示す」というものです。

母親が子どもに接近すると、子どもは母親から離れる。しかし、いざ離れると寂しいのか、再び相手をして欲しそうな態度をとるというわけです。そういう関係の難しさはすでに乳児の段階で起きているのです。

「関係」をみることの大切さ

このような乳幼児期の母子関係の難しさを知ってからは、常に「関係」という視点を念頭に置きながら臨床で出会う人たちとの面接を心がけてきました。それはどういうことかというと、相手（患者）と私との「関係」ではどのようなことが起こっているのかを第三者的な視点から捉えるとともに、自分の内面にどのような感情が起こってきたのか、相手はどのような反応を示しているのか、こうした多角的な側面から面接での二者関係のありようを観察していくように努めることです。このような経験を積み重ねるにつれて、これまでにない面接の捉え方ができるようになってきました。そして、そこでどのようなことが大切なのか、それをどのように活かすことが治療的なことなのか、を考えてきたように思います。

そのようにみていくと、先に述べたような関係の特徴は、何も自閉症とかアスペルガー症候群とか、発達障碍とかいわれる人たちだけではなく、もう少し長じて、学童期や思春期、あるいは成人期の多彩な精神的問題を抱えている事例の面接においても、そうした関係の特徴を共通したパターンとして捉えることができるようになりました。冒頭の事例の面接での特徴として取り上げたことも、このような経験に基づいています。

では犯罪者との面接で捉えられる特徴とは何か、もう少し議論を深めるために、もっと身近な事例を取り上げてみましょう。

私自身は、いわゆる罪を犯した人との面接をさほど多くは経験していませんが、行動障碍といわれる人たちとは数多く接してきました（小林、二〇〇一）。彼らの行動障碍とされる行動には、器物破壊、他害といわれる他者への激しい暴力行為などが少なくありませんから、その意味では似通った性質の問題を持つものといえるでしょう。反社会的行動という意味では同質の問題を持っている人たちだということです。

ある性的犯罪者との面接から

ここでは行動障碍の事例ではなく、知的障碍や発達障碍を持つ成人の人たちの通っている施設で会ったある男性についてお話ししてみようと思います。

現在三〇歳代後半の男性で、軽度の知的障碍があります。がっちりした体格で、強面のする顔で、私が最初に会った時はやや斜に構え、警戒的な様子でした。

彼の主たる問題はとてもデリケートなものでした。痴漢や盗撮、トイレの覗き見（その対象は、若い女性のならず、高齢者にまで及ぶ）、性的いたずらなどをしていて大問題となっていました。

送迎バスの中で、女性のお尻を触った時には「車の振動でつい手が当たった」などと妙な理由を言いますし、作業をしている女性に背後から抱きかかえるようにして乳房を触った時に、職員から注意されたら、「彼女が危ないことをしているので、大丈夫かなと思って手を出した」などと下手な言い訳をします。

さらには施設に通う若い女性をレイプして妊娠させてしまう事件まで起こしていました。そんな性的犯罪（なのですが、刑事事件として取り上げられてはいませんでした）を繰り返していたのです。そんな状態ですからどこも引き受け手がいません。そのためもあって、今の施設で面倒を見ているというのですが、彼をどう理解したら良いか困っているので、面接をしてほしいというのが私への依頼でした。

生育歴からわかったこと

彼の生い立ちは悲惨なものです。生まれて間もない頃、両親は離婚し、父親は蒸発。母親も養育能力に欠けていたため、二歳で養護施設に入れられました。当時の経過はよくわかっていませんが、彼の話によると、物心がついた頃から、施設で彼だけが冷遇されたと言います。実際はどうであれ、彼自身はこの施設で楽しかった想い出はなかったといいますから、みんなから阻害されていたと彼自身が感じていたのは確かでしょう。

小学校に入学してから学力低下といじめの体験も手伝って、高学年になると、特殊（今でいう特別支援）学級に入りました。中学校では養護（今でいう特別支援）学校へ行っています。

彼は学校で次第に反抗的態度が目立つようになり、八つ当たりからか器物破壊や周囲の者に対して暴力を繰り返していたそうです。しかし、職業能力は、養護学校で一般就労できるくらいの力はあったそうです。そのため養護学校高等部を卒業後、寮生活をしながら一般就労できるまでになりました。しかし、職場で遅刻をする、上司の指示に従わないなどの反抗的態度が問題となり、まもなく解雇されます。

成人になってからの経過

その後、しばらくある成人入所施設に入っていたのですが、そこも期限切れで退所となります。暴力が問題となってグループホームには入れてもらえず、居場所がない状態で、ずっと期限付きの施設を転々とする状態でした。今はなんとかグループホームに入ることができて、今の施設のデイサービスで世話を受けています。

彼の問題は深刻なものですから、同じ施設内に通う利用者の親御さんたちは自分の子どもたちに被害が及ばないかとても心配しています。スタッフは、他の利用者を保護しなくてはいけないし、彼に対しても支援しなければなりません。そのため今は彼のためだけの別室を用意して、作業をさせています。そんな状況で、私は彼と面接することになりました。

最初の面接での印象

最初に会った時の印象はよく記憶していますが、激しい行動障碍を呈した人たちに出会った時ととてもよく似たものでした。一言で言うと一種の凄味のようなものを感じさせました。近寄りがたい独特の雰囲気です。私のほうがいつやられるかわからない、そんな感じを受けるほどでしたので、私は内心少々緊張していました。私がこのような印象を受けたのは、恐らく彼のほうこそこちらに非常に強い警戒心を持っていたからなのだろうと思います。

彼と会ったのは施設のみんなから隔離された小さな部屋です。彼は座って簡単な手作業を続けていました。私は何から話そうかと戸惑いながら、まずは作業の内容について彼に尋ねることにしました。彼は私の質問に答えてくれました。ただ話し方はややぶっきらぼうで、仕方ないから答えてやるという態度でした。私はついつい彼の機嫌を取るような態度になっていきました。

話題が盛り上がるのを回避する

彼がどんな話題に興味を示すのか、私の知っている限りの芸能情報を駆使しながら探っていったのですが、あまり話に乗ってくれません。話の中で、サッカーが好きだということがわかったので、Jリーグの選手を話題にしていくと、彼はひと昔前に活躍した選手を挙げます。今活躍している選手の名前は出てきません。それを不思議に思いましたが、彼は自分のよく知っていることを訊かれると、とても得意げに、自慢げに話し続けます。そこで私が彼に同調するようにして話題を盛り上げようと積極的に話に入っていくと、途端にその話題から離れて、他の話題に移ってしまいます。それがあまりにも唐突な感じでした。自分が知らないことを教えてもらい、その逆に相手の知らないことを教えてやるようにして、お互いの理解が深まり、話題が盛り上がっていく、そんな関係になることを殊更避けているような感じを受けました。その時、私は「これはなんかあるな」と感じました。

触られたくないことから思わず回避する

そのあともいろいろな話をしていきましたが、そろそろ核心に少し触れなくてはと思って、あなたはなぜこんなところで作業をしているのか、訊いてみました。すると彼は、「いや、みんなと一緒だとイライラするので、ここがいいのです」と自分に都合の良い理由をこじつけて話します。でも彼の手は小刻みに震えていましたし、急に落ち着かなくなっていました。私の目には明らかに気持ちの動揺を見て取ることができました。視線も定まらなくなったので、この件についての質問はその辺で終わることにしました。

この初回の面接では、ちょっとしたやり取りしかなかったのですが、いろいろと感じるところがありました。私のほうが話を盛り上げるために相手に同調しようとすると、彼はそれを避けるように話題を変えてしまいます。さらに彼の心のなかの一番触れられたくないところに、私が触れようとすると、彼は動揺し、なんとかごまかそうとしていました。日頃の彼の対人的構えがとてもよく出ているなと思いました。一回目はそれで終わりました。

二回目の面接で

一カ月後に、二回目の面接をしました。前回もそうでしたが、私が会いに行っても、作業の手を休めず、私に対して半身の構えを取り続けていました。話し方も終始淡々とした口調です。前回と同様、仕方なく付き合ってやっている、そういう態度を感じさせました。

私はこの時まで彼の印象は、喜怒哀楽の感情が欠如した（昔風にいえば情性欠如といいましょうが）プシコパート（精神病質者）を連想させるものがありました。

このときも前半は彼の関心事に合わせて話題を選びましたが、そのような話をしている限り、彼は心を開かず、感情閉鎖的で、常に私から一歩引いている感じが続いていました。そのためでしょうが、私も話をしていて少しも楽しめず、彼に対して肯定的な感情が起こりません。後半になって彼の生い立ちについて前回の続きを訊いていくことにしました。

小学校高学年からのいじめの体験、幼少期の施設でのいじめ体験などに話が及んでいきました。さらには両親への恨みにも話が広がっていきました。しかし、彼はいたって淡々とした口調で話し続けました。私はただ聞き役に徹するしか術はないと思い、あまり質問を挟むことなく、黙って聞いていました。そんな時の彼は私に対して斜に構え、強がった態度が印象的でした。

終わりに近づいた時の私に対する態度の突然の変化

面接時間は一時間ほどだったので、そろそろ終わりに近づきました。私は「そろそろ時間だから終わろうかね。何か話しておきたいことがあるかね」と伝えました。すると、驚いたことに彼の態度が突然変わったのです。それは私にとって予期せぬ反応でした。それまでは感情を交えず、自分はこれまでひどい育ちを受けてきた、いじめられてきた、などと淡々と話していたのですが、終わりを告げた途端に、彼は優等生のようになり、やや哀願口調で、次のようなことを話し始めたのです。

「もう少し、親が自分の面倒をみてくれたら、こんなダメ人間にはならなかった。仕事も頑張れた」「こんな俺にしたのは親のせいだ」「自分は彼女ができて結婚するなら、彼女の両親を大切にしたい」などと言い始めたのです。自分もその気になってやろうと思えばやれるのだ、と主張したかったのでしょう。

ここでの彼の態度の変化を面接の一時間の全体の流れの中で捉えなおしてみると、次のような変化を意味していることに気付きます。

相互の動きの変化のゲシュタルト

面接の前半から終盤にかけて、私は彼の話になんとか合わせようとしていろいろと思いを巡らしながら懸命に彼の話を聞いていました。その時、彼はずっと作業の手を休めることなく、私に対して半身の姿勢で斜に構えて応じていました。彼は私に対してどこか一歩身を引いた状態で話をしていたのですが、面接が終わりに近づいたので、私のほうが彼から身を引こうとしたのです。するとその途端に、彼は私に対して自分から相手を求めるように身を乗り出して相手の気を引くようなことを話し始めたのです。

ここでの二者関係の相互の動きのゲシュタルトを描き出すと、「相手が自分のほうに近づこうとすると身を引くが、逆に相手が身を引こうとすると自分から近づこうとする」と表現することができます。そんな関係の特徴がこの時の彼の反応から見て取ることができると思うのです。

母子治療の経験から

このような彼の態度の急変には重要な意味が隠されていると、私は直観しました。その時私の脳裏に浮かんでいたのは、乳幼児を対象に母子ユニット（ＭＩＵ）で行った母子治療での経験でした。乳幼児期早期の母子関係に深刻な問題をもつ事例を沢山見てきた中で、その関係の難しさは、けっして子どもが自閉的だなどと単純に言えるようなものではなく、相手との関係の中で子どもがデリケートに反応しているところに問題の核心があるということを実感してきました。その特徴は次のように表現することができます。

「母子ふたりでいて、母親が関わろうとすると子どもは回避的反応を示すが、いざ母親がいなくなると子どもは心細い反応を示す。しかし、母親が戻ってきて関わろうとすると先ほどと同じように回避的反応を示す」

その結果、二人の間で交流は生まれず、いつまでたっても好ましい関係にはならないのです。

同じようなことが乳児にも見られます。

九カ月の乳児でしたが、母親のそばでむずかっていました。どうも抱っこをせがんでいるように見えました。母親はそれに応えて抱きかかえようとします。しかし、母親が抱きかかえた途端に、嫌がるように仰け反って降りようとするのです。母親が仕方なく降ろしてやりました。すると再びむずかり始めたのです。

「甘えたくても甘えられない」心のありようのゲシュタルト

私はこのような子どもの母親に対する関わりを通して、そこに子どもの母親に対する「甘えたくても甘えられない」心理と同じこころの動き（ゲシュタルト）を見て取りました。

子どもにみられる対人関係の問題を、子ども自身の問題として捉えるのではなく、関係の問題としてみていくことによって、初めて指摘できたことです。

「関係」という視点で捉えるということは、子どものみに着目するのではなく、子どもの動きを周りの人たちとの関わりの中で捉えていくことです。常に全体の流れを読み取りながら、その中での子どもの動きの意味を考えていかなければなりません。そのためには私たち関わる側のこころの動きをも常にモニタリングしていることが大切になります。

終わりに近づくと活発に遊び始める

ひとつ、分かりやすい例を取り上げてみましょう。これは拙著『子どものこころをみつめる』（岩崎学術出版社、二〇一〇）で取り上げている四才〇カ月の男児に対して行なった母子治療の初回にみられた子どもの反応です。

母子と治療者が一緒になって一時間遊ぶセッションでのことでした。母親が熱心に遊びに誘えば誘うほど子どもは母親から避けるようにして離れてひとりで遊ぼうとします。一緒に遊んで楽しむことがまったくといっていいほどできません。そろそろ終わりの時間がきたので、私が母親に終わりを告げ、みんなで片付けを始めようとした時です。子どもは急に遊戯室の中央に出てきて、ひとりではしゃぎ始めたのです。

周りの大人たちが子どもと積極的に関わって遊ぼうとすると、子どもは常に回避的態度を取っているのですが、大人たちが終わりに近づいたので引こうとした途端に、子どもは逆に積極的に遊ぼうとし始めたのです。

乳幼児期早期の関係の問題が再現される

ここにも乳幼児期早期の母子関係の難しさの特徴と同じ子どものこころの動き（ゲシュタルト）を見て取ることができます。すでにお気づきのことだと思いますが、私が先に述べた男性との面接で捉えた特徴もこれと同じ性質の反応だということです。

私がただ黙って訊く側にいると、彼はいろいろと話します。しかし、こちらが少しでも親密そうに熱く話し始めると、途端に逃げるように話題を変えていく。こちらが面接の終わりを告げて別れようとすると、彼のほうから近づき、私の気を引くような話をし始めるのです。

彼が私との間で取ったこのような対人的構えは、乳幼児期早期に親子の間で実際に体験したものだと、すぐに私は気付きました。それが現在、私との関係において再現されているのだということです。

「関係からみた甘えのアンビヴァレンス」

このような親子関係の特徴が、私のこれまで取り組んできた発達障碍の親子に共通して認められることがわかってきました。それを私は最近「関係からみた甘えのアンビヴァレンス」と言うようにしています。

どうしてこのような関係が生まれるのか、そのことが私の最大の関心事のひとつでもあるのですが、ここで強調しておきたいことは、このような乳児期から認められる独特な親子関係の難しさは、その後の生涯発達を通して、その人の対人関係の取り方の基本に脈々と生き続けるということです。どのような年齢層のどのような病理を示す患者との面接においても、このような関係の問題がさまざまな形で姿を現わしてくるのです。

私が本日取り上げてきた具体例で、関係のむずかしさ、関係の取り方の特徴を描き出してきたのは、そのような理由に依っています。

先の彼との面接で認められた独特の関係の取り方も、まさにこうした特徴を示していると思うのです。そして、その起源は乳幼児期早期の親子関係にあることは間違いないだろうということです。

彼の変化にどう応じたか

先の面接の続きに話を戻します。

私はすぐに彼の優等生的な変化に対して、次のように受けて応じました。「おや、急に優等生になったね」と。私はその時、彼の変化に私へのある種の「甘え」に近い感情の動きを感じたのです。私の気持ちに嫌な感情は起こりませんでした。そうではなくて、彼のこれまでの人生経験がこのような形で現われているのだと思うと、彼の悲しみ、苦しみにも思いを寄せることができたように思います。私は彼の態度の変化を肯定的に受け止め、次回の面接の約束をしてその回の面接を終えました。

「甘え」の体験が彼の対人的構えを変えた

一カ月後の三回目の面接で、彼の態度は大きく変わりました。

私も彼に対してそれまでのような身構えた態度は緩み、親近感を持てるようになっていました。そんな態度で前半は気軽に話していました。すると中盤に差し掛かったところで彼の態度が随分と変わってきたのです。私に対してきちんと面と向かって座り、作業の手を休め、私との話に集中するようになったのです。話し方もそれまでの淡々とした語り口調とは異なり、ときには生々しい感情を表現するまでになってきました。さらには自分の欠点や弱味まで正直に話すようになったのです。話題も最近のことに触れるようになりました。プロ野球のドラフト会議で巨人が一位希望の選手を取れなかったこと。これまでいい選手ばかり取ってきたから。あんな球団はだめだ、と大人の態度で私に対して対等というよりも説教口調で、優越感に浸って語っているように思えました。

しかし、その一方で「親の血が流れているので、自分の子どもができたら、同じように扱う（虐待する）のではないか」、「自分が女の子だったら父は自分を見捨てなかったのではないか」、「今までの人生は何だったのか、わけが分からない」と、本音と思われることまで語るのです。私はこれほどまでの変化に大変驚きながらも、自然体で話ができるようになりました。

その後、半年以上の面接を続け、今では外作業に従事しながら、安定した生活を送っています。

面接に臨むにあたって大切なこと

面接内で起こった彼のこれほどまでの変化は、私にとっていい意味で大きな驚きでしたが、なぜこのような劇的な変化が生じたのか、そのことを考えるために、私が面接の中で何を大切にしていたのか、振り返ってみたいと思います。

母子ユニットでの経験以来、私は面接において相手（患者）の話を聞く際に、話の内容にあまり囚われないようになったと思います。相手の話を聞いている時に、私自身の中にどのような感じ（フィーリング）が起こるのか、その感覚を身体で感じ取り、それがなぜ起こっているのか、そんなことを随分と意識するようになっています。面接とは相互交流の場ですが、そこでは言葉だけがやりとりされているわけではありません。互いにあまり意識することはないけれども、非言語的な交流が生まれています。この非言語的次元で起こっていることに対して気付くように心がけているといってもいいでしょう。

相手との心理的・物理的距離の変化に敏感になる

その際、大切だと思っているのは、相手との物理的、心理的距離がどのように変化しているか、に気付くことです。このような距離の変化は、単なる距離の変化のみを反映しているのではないのです。そこには必ずといっていいほど当事者の気持ちの動きが反映されているものなのです。身体の動きの変化がその人のこころの動きを反映しているということでもあるのです。

このあたりのことは日本人であればよく理解できるのではないでしょうか。「甘え」という感情の動きは、必ず相手（母親）への接近を同時にもたらします。子どもではとても分かりやすいでしょうが、われわれ大人の場合であっても、相手が自分に近づけば、そこに「甘え」に近い感情の変化を感じるでしょう。「甘え」に対する恐怖心を持っている人であれば、少しでも物理的に相手との距離が縮まると、過敏に反応するものです。そのようなことは大人との面接でよく経験します。

原初的知覚、力動感の働き

このような感覚を磨くためにはどのようなことが大切なのでしょうか。このような変化を感じ取ることができるのは、私たち自身の身体感覚に基づいています。私たちの身体をもってしか感じ取ることができない、そんな性質のものです。それをこれまで私は「原初的知覚」あるいは「力動感vitality affects」と呼んできました。「甘え」にまつわる感覚を感じ取る際に、この原初的知覚が大きな力となります。初めて聞いた人には難しいように感じるかもしれませんが、私たちは常日頃から意識することなくやっていることなのです。そうであるにもかかわらず、なぜかそのことに大切さに気付く人はほとんどいないのが不思議です。

自己理解が他者理解につながる

これまでの発達障碍理解は、先にも述べたように、その人の障碍特性を見極めることを重視し、それに沿った援助の方策を考えることが主流であったといえましょう。そこで語られている「障碍特性」は、その人「個人」に内在する心理特性とされてきました。そこでの理解のありかたを見てみると、治療者や援助者の関わりのありようは一切問われることなく、彼らはまるで黒子のような存在として語られてきました。しかし、発達障碍の人たちとの関わりそのものを振り返ってみると、そこには援助する側の私たち自身も相手との間で動揺したり、恐怖心を抱いたり、怒りを感じたりと、生の感情が起こっているものです。そのことは相手との関係の中で生じていることで、当然相手も同じような体験をしているわけです。そのことは発達障碍の人たちに見られる対人関係の問題を理解する上で、無視することのできない、それこそ核心に触れる重要な手掛かりとなるものなのです。

私が本日の講演でお示しした事例の面接過程での重要な変化は、すべて私が相手との間で起こったことをアクチュアルに捉えたものです。それが相手のこころの動きを理解する最大の手掛かりなのです。

「甘え」体験の欠如と病理的言動

乳幼児期早期に「甘え」をめぐる体験に深刻な問題を抱えたまま、成長してきた人たちにおいては、この「甘え」体験の欠如を補うために、あるいはその苦しみを防衛するために、さまざまな病理的言動を通して他者との関わりを持ち続けています。そうした彼らの言動は、私たちからみると、容易に付き合い難い、否定したくなるような、あるいは排除したくなるようなものになりやすいために、彼らと私たちとの関係はなかなか建設的な方向に向かわないのです。なぜなら彼らは「甘え」にまつわる体験を心地よいものと体感したことがほとんどなく、「甘え」の感情が自分の中で起こることにさえ、恐怖を抱いているものなのです。誰からも触れられたくない、それほどまでの恐怖心や不快感を抱いているものだと思うのです。そのことを私たち援助する側のものはよくよく理解した上で、彼らとの関わりを持つように心がけなくてはなりません。

表に現われた病理的言動に幻惑されないこと

それはどういうことかといえば、こちらに対して反抗的あるいは拒否的であったり、問題行動が前面に出ていたり、引きこもっていたりしているとしても、その表向きの言動に惑わされることなく、その背後に彼らにも「甘え」の感情、つまりは他者を求める気持ちがうごめいていることを忘れてはならないのです。最初の段階では表面的な言動に私たちも強く心を動かされて動揺し、どうしてもその言動を否定的に捉えて対処しがちになります。その際、大切なことは反社会的、非社会的な意味合いをもつ言動に対して頭ごなしに否定的態度で関わるのではなく、そのような言動を少しでも減らすような手立てを試みながらも、彼らの背後に動いている「甘え」にまつわる情動（気持ち）の動きを感じ取っていくことが大切になります。

実はそうした心の動きをいかにして掴むか、その技を身につけることは、対人援助を主な生業とする臨床従事者には切実に求められていると私は考えています。

ある印象的なエピソード

最後に先の男性の援助に取り組んでいる施設職員から教えてもらった面白いエピソードがありましたので、それを紹介して話を終えたいと思います。

さきほど述べたように、彼は他の利用者たちとは離れたところで、一人で作業をしています。ある日、昼食を運搬してくれる職員が他の用事で遅くなってしまいました。その日の昼食はラーメンだったのですが、すでにラーメンは冷めてしまっていたのです。職員は温かいラーメンを作り直して持ってきてくれたのですが、彼は職員のそうした好意に対して、「ぼくは猫舌だから、冷たいほうがよかったのに」と、かわいげのないことを言ったというのです。この時職員はかちんときたと言います。一事が万事こういった態度を取るのです。相手の好意を真正面から受けとめて、ありがとうと感謝の気持ちを伝え、それによって心地よい気持ちになるといった経験がないのでしょう。逆に自分の好意も相手に素直に出せませんから、感謝してもらって心地よい気持ちになるといった経験もないのでしょう。

相手と嬉しい感情を分かち合うような場面になり、自分の中に「甘え」の感情が起きると、何が起こるかわからない、予期しない結果が起きると怖いから、そういう状況にならないように、すぐに自分の身を引いてしまう技を身につけてしまっている。そういう身体の反応が、結果的に、屁理屈を言い、嘘を言い、相手が困るような言動として反応してしまう、そんなことになっていると思うのです。

私たちが彼らのような人と付き合うとき、表向きの反応にいちいち目くじらを立て、そんなことを行なったりやったりしてはいけない、このときはこうあるべきだ、あらねばならぬ、という頭でっかちな捉え方で支援しようとすると、すぐに行き詰ります。そういう形でしか自分を出せなくなってしまった、過去の長い経験があるために、彼らは他者に対して大変に用心深くなっているのです。そうした歴史があることをまずもって理解していく必要があります。彼の歩みを振り返りながら、いまの言動の歴史的な意味を読み取っていかなければならないのです。

私たちがそうした背景を理解できるようになると、相手に対して多少なりとも余裕を持って対応できるようになります。すると彼らの些細な一挙手一投足の中に、私達との関係を求めているというサインを感じ取ることもできるようになるものです。彼らは私たちに対して大変に用心深くなっています。したがって私たちは、彼らの些細なこころの動きを敏感に察知し、さりげなく受けとめる。そういうことがとても大切になります。

おわりに

そういうセンサーを日本人はもともともっているのですね。私はよくビデオを学生に見せますが、その時はまだ臨床のこともよく分からないにもかかわらず、結構大事なところを感じ取っているものです。アタッチメント研究のような外国産の概念ばかりにとらわれないで、日本固有の文化である「甘え」という観点から、もっとみていく必要があると私は強く感じています。

ではどうしたらそのような技が磨かれるのか、そのことについてはまたの機会にしたいと思います。ご清聴ありがとうございました。

（「飢餓陣営39号」より）

文献

小林隆児（二〇〇一）『自閉症と行動障害』岩崎学術出版社

Ⅲ　医療支援と生活支援

「ふるさとの会」の取り組みと対人援助論

水田恵

「ふるさとの会」とはどんなところか

「ふるさとの会」の水田です。よろしくお願いします。「ふるさとの会」が佐藤（幹夫）さんに事例検討会の顧問として加わってもらい、対人援助論を我々が考え始めてもうすぐ四年になります。人が人を支援するということが、いかに大変なことかということを、ひしひしと感じているところです。

そのきっかけになったのが、我々の自立援助ホームに入所した精神障害の方が自殺されたことでした。自殺されたことへの支援職員のショックもありまして、このとき我々の支援を、支援方法として、一人一人がきちんと考える必要があると痛感しました。それで事例検討会を始めようということになり、もう四十数回になります。少しは支援のあり方というのをかたちにして、皆さんの前でお話ができるようになったかなと思います。

私がこういう場所で、こうして対人援助論について話すのは二回目です。それまではシステム論、ホームレス支援について、単身高齢・困窮者をどうするのか、といったテーマの話はしてきました。人が人を支援するということについてあまり外向けで話したことはなかったので、今回、こういう機会を作ってもらい、ありがたい次第です。

まず、我々がこれまでどういう事業をしてきたか、少し知っていただきたい。

まず我々の事業目的です。

「認知症になっても、がんになっても、障害があっても、家族や金がなくても、地域で孤立せずに最期まで暮らせるように」

これは、我々の基本テーマです。

「地域で孤立せずに最期まで」というところが、我々の一番のミッションです。人間は、これまで生活してきたところで亡くなったほうがいいのではないか。地域で自分が生き、生活をし、人との色々な交流を行ない人間関係を作り、その延長上で最期を迎える。私はそういう死に方ができればと思います。とくに単身困窮で高齢の方が、地域で孤立しないで最期まで暮らせるように、というところです。

現在、我々は一二七四名（一月末）の方を支援しています。我々の利用者は、たいへんに多様と言いますか、家族もいない、金もない単身困窮者という括りで支援させてもらっています。精神障害の方、認知症の方、発達障害の方、アルコール依存やＨＩＶ（後天性免疫不全症候群）など、雑多性といいますか、多様性が我々の利用者と支援事業の特徴で、こういう多様な方々が、同じ屋根の下で一緒に生活をしているというイメージを持っていただくと「ふるさとの会」を理解していただけるのではないかと思います。地域という場で、独居できる人は民間賃貸住宅等で支援し、二四時間の生活支援が必要な人は、我々が共同居住と呼んでいる自立援助ホームや宿泊所で支援し、これら多様な人が支え合った、互助を作って死ぬまで暮らしていこうということです。

そういうイメージです。

何年も前でしたが、ＨＩＶの方を支援要請されたときは、我々のなかで大激論がありました。先生（医師）に来ていただいて、こういう支援の対応であれば大丈夫ではないか、と教えていただいたり、大学の病院とも連携したりしながら受け入れています。このように我々の支援事業には、在宅での支援を可能にする、お医者さんをはじめ看護・介護などの専門的な力を持った方の協力抜きには考えられません。

次は「事業スキーム」です。「住まい・生活支援・地域リハビリ・在宅看取り」とあります。重ね餅、等と呼んでいます。

「住まい（居住支援）」と「生活支援」は我々の特徴であり、支援事業の基礎です。「住まい」のない方に住まいを保障しながら「生活支援」をする。

家族のある方、住まいのある方は、一般の介護や福祉で支援できるわけですが、我々は、住まいのない方の「生活支援」を事業にし、さらには「地域リハビリ」をする。「地域リハビリ」とは、要するに祭り・イベントをやるということです。楽しいことをやって、職員や利用者などいろいろな人が加わり、祭りの準備を一緒におこなう（協働作業）。祭りを皆で楽しむ。そういう大小のさまざまなイベントをやっています。

「かりいほ」の石川恒さんが「ハレ舞台」と言っておられますが、そういう場所を作ってイベントをやり、仲間作りをする。お互いに助け合うことができるための互助づくりが目的です。通常はデイサービスセンターを使わせてもらいながら、誕生会や偲《しのぶ》会、カラオケなど小さなイベントを多数、行なっています。

生活支援は、結局は、職員と利用者の互助づくりを目的にしています。

次は「在宅看取り」です。

まだやり始めたばかりですが、「最期までお付き合いしますよ」というのは、我々の基本的姿勢です。がん疾患利用者の方は五〇名余、末期の人も数名支援しております。そのためには在宅医療等地域医療の専門的な協力が必要ですし、単身ゆえの後見人問題等、法的な整備が必要なこともあります。それ以上にターミナルを在宅で支える生活支援職員の、メンタル問題も等閑にできません。でも、そこで人生を終えていただけるような条件をどうつくるのか。色々と研修を重ねながら、地域・在宅の看取りが可能なように、制度整備に力を入れているところです。

もう一つの我々の事業の特徴は、この「生活支援」を雇用の場所にしているということです。現在、今ふるさとの会全体で二八五名の職員がおり、そのうち一二三名の方が、精神や知的の障害など重篤な就労阻害要因を抱えた方々であり、我々の就労支援の対象者です。彼らの居住・生活支援を行ないつつ、就労を支援していくことも、我々の重要な事業です。「ケア付き就労」と呼んでいます。

「ふるさとの会」の基礎事業である単身困窮者、とくに高齢者への生活支援が、重篤な就労阻害要因を抱えた若年の困窮層の雇用の場所にもなっています。

事業所は、台東、墨田を中心に、荒川、新宿でやっています。一つの地域空間のなかにいろいろな方がおられ、そこには二四時間の生活支援を行なっている共同居住もあれば、一人暮らしの方もいる。そういう地域の中に社会資源を配置しながら、地域のさまざまな社会資源を活用し、生涯を支え合いながら、一緒に暮らしたらどうでしょうかという、そういう居場所的な地域空間の感覚を持っています。地域というものを行政の縦割りで考えるのでなく、有機的な空間として見る。一人暮らしの方が次第に身体が動かなくなり、ＡＤＬが下がり、自立が難しくなる、するとこのサービスへつなぐ、さらに進んだ時はこちらのサービスへ。地域から社会サービスの都合で動かなくても、いろいろな社会資源を利用できる地域を作り上げたいと思っています。

「継続的・包括的支援」と呼んでいますが、継続・包括支援を可能にする多様な支援プログラムを事業化する。それも我々の基本コンセプトです。

従来からの福祉は、無償の家族労働に支えられ、それを補完していたのは収容型施設だと言われます。単身困窮者は、特に認知等の精神疾患や知的な障害を持つ単身の困窮者は、社会と福祉からの二重に疎んじられる対象となり、不安定な就労や精神病院・刑務所などを主な居場所にしていました。だから我々の支援対象者の多くは、貧困ゆえの居住と生活の不安に加えて、その身体的・精神的な問題ゆえに関係性の障害（生きにくさ）を持った人々とまとめることができます。

支援論と「問題行動」

このあたりから、少しずつ支援論になっていきます。

我々の基本的な事業の基礎にある生活支援は、「家族でない第三者による家族的支援」とも言えます。ですから家族ではない我々が、これまで家族が主として行なってきた日常生活支援の、職業的な支援者になっていくということが、我々の目標になります。認知症など色々な機能的な障害を持っている利用者が、パニック等の生活障害にならないような支援の仕方はないだろうか。ここが一番要でした。

この問題意識をもったときに、『「自閉症」の子どもたちと考えてきたこと』という本を読み、著者である佐藤（幹夫）さんとお会いしました。「かりいほ」の石川さんが主催した講演会に出席し、終わった後の懇親会で初めてお会いしたのですが、すぐに顧問をお願いしたところ、その場で了承していただきました。我々の支援論は、この本が元になってできています。その点、ご理解ください。

我々の一番の課題は、まず、利用者と職員とが基本的な信頼関係をつくることではないか。そう考えました。そのために問題行動を抑制しないということをはじめようとしました。はじめの頃、ある職員が「問題行動を抑制しないということは、何をやっても放置するということですか」と聞いてきた。それは違う。

問題行動とは何だろうか。

問題行動というのは、その人自身がもっている不安を安定化させる行動・衝動である（小林先生の本にも書かれていますが）。何か不安や葛藤があったとき、自分の精神を安定させようとする、危機を回避しようとする行動ではないかということです。例えて言えば風邪という病の発熱という症状に似ています。我々はまず、問題行動をそのように把握しておこうと考えました。

そして「抑制しない」ということをどう理解したかといえば、ここは、「かりいほ」の援助論と共通するところだと思いますが、たとえば利用者のどなたかが支援職員の常識からして考えられない問題行動になったら、そのときいったん支援職員自身の価値観や「常識」を脇において、相手が何を考えているのだろうか、どうしてそういう行動をするのか、その点を考えることが大事だろう、と理解したのです。引き受けた上で、「放っておく」という状態に近いこともあるかもしれないし、見守るだけということになるかもしれない。

この問題を考えるときにきっかけになったのは、Oさんという山谷でも行政の支援からも疎んじられた重層的なメンタルの課題を抱えた方の支援をしたことです。彼は人目も憚らず、常識で考えられない行為・奇妙な行動をします。止めろと言っても止めない。止めさせようとするとパニック。我々のほうが止めました。まあ、いいんじゃないかと。すると少しずつ周りの利用者も気にしなくなり、そのうちOさんのほうの問題行動も目くじら立てて文句を言う人もいなくなった。そして結局、彼の問題行動は収まるところに収まったわけで、生活を共同している利用者の了解の中で「風景」の一部のようになっていったわけです。

それから彼は、自分の部屋に入るときに入口の対面にスリッパを並べて置かないと気が済まないという奇妙な行動をとります。奇妙な行動を問題行動と考え、止めさせようとするとパニックです。しかしそれを彼は日常生活の一部として、生活を安定化させるための儀礼にしてしまっているわけで、彼の生活の危機管理です。日本の農村には、よその人間には理解できないたくさんの祝祭の儀礼がありますが、しかしこの奇妙な儀礼こそがムラの危機管理になり、このような民俗儀礼が文化・芸術の源になっており、奇妙な行動も捨てたものではありません。

我々一人一人にも、生活を安定させる儀礼化されたいろいろな「クセ」や行動があります。「クセ」それ自体は異なるかもしれないけれども、そこには障害者等の問題行動と連続性がありそうです。そうすると、Oさんの奇妙な行動も、我々との連続性のなかで行なわれています。儀礼としての奇妙な行動を通してしか、不安な気持ちを安定させることができないのは、我々も同じです。その儀礼化された行動が、いわゆる「問題行動」と言われるものだろう。そう理解していこうと考えたのです。

しかしよく考えてみると、問題行動の問題とはだれにとって問題なのか?ということです。我々の言っている問題行動とは、支援職員が嫌だな、困ったな、不安だなと思ったことを指しています。支援職員にとっての問題であるということです。

だから、支援職員に、あなたが困った事態に立ち至った利用者の問題行動にぶつかったとき、自分の常識や価値観をいったん脇に置いて、相手の立場で、この人は私をどのように見ているのだろうか? 私たちの支援はこの人にどのように体験されているのだろうか? なぜ彼(彼女)はこんな行動をとるのだろうか? 考えてくださいと言っています

以上が我々の支援論の出発点です。

「言葉の上乗せ、協働作業」

もう一つは、「言葉の上乗せから協働作業」。

これは我々の内部で使っている言葉で、もう少し広く使える言葉にしていかないといけないのですが、「言葉の上乗せ」というのはこういうことです。

認知症の高齢者の方が、ご飯を食べたのに「まだ食べていない、ご飯が食べたい」という。そのときどうするのか。普通は、さっき食べたでしょ、と答えます。認知症の方は「食べたでしょう」と言われた途端、パニックになるわけです。そこで、「ご飯を食べたい」と言われたら、「分かりました、じゃあご飯を一緒に作りましょう」、そう答えたらどうだろう。そして一緒に作るという協働作業にしたらどうでしょう。

先日、東京医師会のある先生に講演をしていただきました。その時に、先生にこの話をしたら、「私もやっている、私のほうは『一緒にご飯を買いに行きましょう』、そう言っている」と話されました。それで私は、一度でその先生のファンになってしまいました。一緒にご飯を作りましょう、買いに行きましょう。そう伝えよう。ちょっとした言葉のやりとりでパニックを引き起こしたり、納得してもらえたりするわけです。

パニックになっている人を支援する職員は、大変だな、不安だな、しんどいな、という気持ちをもちます。当然ですね。支援職員の安心は、目の前の利用者の方がいつもおとなしくして、職員の言うことを聞いてくれていればいいのですが、そういうわけにはいかない、ということが前提にあります。「言葉の上乗せから協働作業」に持っていくことによっ

て、不安になったりパニックになったりする機会が減っていきます。そのような機会が減れば生活全体が落ち着いていき、「機能障害」を「生活障害」にしない日常生活支援が可能になるのではないかと思われます。これらの作法、支援職員からの演技であるわけですが、利用者の側から見たらどうでしょう。

認知症の方が、ご飯を食べたことを忘れて、もういちど食べたいと言った時、それは単に忘れたということではないのではないか。別のキーワードがあって、「ご飯を食べる」ということについての生活史的な背景とか、何らかの体験世界のある再現になっているのではないか。ご飯を食べたという我々の世界とは別の世界を彼女（彼）は生きているのではないか、そう考えたのです。

たとえばですが戦争中、旦那さんと一緒にご飯を食べようとしていた、その時に空襲があって旦那さんが亡くなってしまった。それ以来この方は、心に大きな傷を抱えている。「ご飯を食べていない」というとき、こうした体験世界が一挙に出てしまう。そういう可能性だってあるだろう。だから、一緒にご飯を作って食べましょうという経験をすることは、トラウマになっている利用者の体験的世界の中での協働作業となり、旦那さんと一緒にご飯を食べたという経験に置き換わっていく可能性があるのではないか。ある記憶に貼りついている悪い感情を引き剥がし、それにいい感情を貼り付けた世界になる、そういうことはできるのではないか。

このことから、次のように考えました。過去というものは、「過去」という形をした現在の記憶であり、未来というのは、現在の期待や希望あるいは絶望だとアウグスティヌスは言っています。現在を生きるということは、過去の記憶の上で、未来への絶望を持って、この今を生きることではないか。だから、現在の支援の仕方によっては、未来に対する絶望を希望に変えることができるのではないか。こう考えました。

福祉とは、あるいは支援とは、過去の不安やネガティブな課題についての解決を図りながら、未来を期待や希望に変えていく。そういう現在を作っていくことが福祉の仕事だと思います。現在の支援や福祉が、未来の絶望しか呼び起こさないのであれば、そんな支援は不要だし、福祉も要らないわけです。

「言葉の上乗せと協働作業」を通じて、こういうことができるかもしれないと考えたとき、あるレポートを読みました。認知症の方がある精神病院・認知症病棟のネットワークのなかで生活をしておられて、ある女の人が目の前にいる男性を、死んだ旦那さんが生き返ってきて一緒に暮らしている、と思って生活している。旦那さんだと思われている相手の男性も、その女の人を、別な誰かだと思って人間関係を作って暮らしている。そうやって体験世界が安定している。安定すれば、認知症の方は穏やかな生活ができると書いてあります。我々にも似た事例があるのですが、こんなふうに記憶を「創造的」に変えることができれば、安心生活になるのではないか。「この人は、あなたの旦那さんじゃないよ」という必要はない。そう考えています。

我々はこのことを「物語の編み直し」と呼んでいます。

自傷他害のパニックには抱き合い喧嘩

もう一つは、自傷他害のパニックが起きたら、「抱き合い喧嘩」をしましょうということです。「抱き合い喧嘩」という言葉は過激に聞こえるかもしれませんが、石川さんふうに言えば、「お付き合いする」ということです。

アルコール依存の方との「抱き合い喧嘩」は山谷ではずっとやってきました。アルコールで暴れる人を、「大丈夫だよ」と言いながら、何が大丈夫かはわからないのですが、とにかく「大丈夫だよ」と言いながら、抱きかかえていました。酔いがさめるまでずっと付き合ってきたことが、しょっちゅうありました。パニックになっている人にも、必要なら、自傷他害にならないように抱きかかえながら「お付き合いする」。人が見たらまるで喧嘩をしているように見える。

以上の、問題行動を抑制しない、風景になるまで待つ。言葉の上乗せから協働作業。自傷他害のパニックには抱き合い喧嘩。この三点の支援で、支援職員と利用者の信頼関係が作られていくと考えています。とくにパニック時の利用者にとって一番辛いときに付き合う職員こそが、いわゆるキーパーソンであり、この時の対応こそが基本的信頼関係を作る絶好のチャンスだと思っています。

レジュメに「敷き写し論」と書いています。何度も言っていることですが、私たちは関係性に障害を持った方々を支援しています。まず課題を抱えた利用者の居住と生活の安定と継続が可能なルール（社会的規範）を覚えていただかないといけないわけで、抱き合いの中からルールを共有していただく。それを可能にするのは、まず、利用者との個人的信頼関係がなければだめで、あんたがいうんだったらしゃあないな、とルールを了解してもらうわけで、これを敷き写し（浜田寿美男『「私」とは何か』）と理解しています。

上記三点の支援は、利用者との個人的信頼関係を作るためと言いましたが、結局は、このルールを共有するということが肝心なことなのです。

生活支援と支援論

従来の福祉の支援スタイルとまったく違う方法をつくっておかないと、我々の利用者のような人は支援できないのではないか。そういう問題意識をつよく持っています。我々の利用者は、従来福祉のなかでも、疎んじられてしまうことが少なくありません。

これは滝川一廣先生が講演でお話しくださったことですが、幼児が泣いている、するとお母さんはなぜこの子は泣いているんだろうと、幼児の世界を考える、おむつが濡れたのかな、お腹が空いたのかな、熱があるんだろうか、いろいろと考える。おむつを替えてみたけど泣きやまない。お乳をあげたら泣きやんだ。そうか、お乳が欲しかったのか。そう考える。そういうことを繰り返すうちに、泣き声だけで、何を欲しがっているか、何をしてもらいたがっているか、だんだんわかってくると言います。

そうかと、私は思いました。これが、我々が考える生活支援の基本的な姿勢、考え方なんです。相手がどんな人か、それぞれの世界を推測しながら、こちらが何をしなければいけないかを考え、ひとつひとつ決めていく。

犯歴があればなぜ彼は犯罪を犯したんだろう、医療拒否があればなぜ今日は拒否するのだろうと考え、寄り添ってほしい。忙しいからそんなことはできないというのが専門家の言い草だとわかっている。だから生活支援の我々がいる。昔は家族がやっていたことを我々がやっているようなわけです。

我々は日常生活の在り方を生活支援の方法にしているだけです。

どうして福祉は、相手の立場を考えて支援しないのか？　自分たちの立場や都合ばかりを押し付けるのか。そこには生活支援という発想がないからではないか。赤ちゃんがどうして泣いているんだろうか、と考える発想がないのではないか。こういう人に利用者がしゃべっても、しゃべっても、何も通じないわけです。

生活をする、というとき、そこではいろんなことがおこなわれています。いろんなことに支援が必要になってきます。そして人によって必要なことは異なります。なぜそう考えて支援をしないのでしょうか？　お腹を空かせている赤ん坊に、「泣くなこのくそガキ、泣くなら出て行け」とは言いませんね。「お乳を飲ませるのはうちの仕事じゃない、よそへ行け」とも言いませんね。どうして泣いているのか、色々と考えながら赤ん坊の世話をしますね。

どうして福祉は、生活支援の在り方を支援の方法にしないのですか。

くり返しますけれども、基本的信頼関係の構築等というところを出発点として、支援を考えていくところが、そこが従来福祉と違うところではないかと思っています。日常生活支援を事業の基礎にするためには、その支援の作法をしっかり作っておく必要がありました。

互助づくりの支援から自律支援へ

いま我々が力を入れているのは、「互助づくり」です。

我々の事業の基礎は、言い換えれば「生活の協働化」支援ということになります。共同居住では、トラブルが毎日のようにあります。人間は物を食って排せつをして、毎日が過ぎていくわけですが、もう一つ、どうしても生きていくためには必要な、人間関係という厄介なものがあります。生活支援の肝心なところは、人間関係のトラブル解決支援でもあるわけです。たとえば冷蔵庫のなかには他の人と一緒に物が入っています。すると「おれのものを、だれが取ったんじゃあ」と始まる。誰かが自分の足を踏んだ、なんで謝らないのだ？　何かをあげた、お礼のひとつも言わない、どういうことか？　なんだかんだ、毎日トラブルの連続です。生活の協働化ということは、なんだかんだのトラブルが起こることが前提です。そこで、利用者のミーティングをやりましょう、と提案しています。ねらいは、共同性をつくることです。

みんなおれがおれがといって、相手のことをなかなか分かろうとしない。悪いのは相手です。その時ミーティングをやる。どうしてこういうことをするのだろう？　言うのだろう？　そうやって相手のことを理解する。こんなことをしたけど、こういうわけだったのか。行司役をする支援職員が入るわけですが、そういう形の共同性を作り、そこから仲間意識や集団意識を基にしたルール作りをやっていっています。

我々の共同居住は、お酒禁止のルールがあります。飲んできても駄目だし、ましてや居住の場では絶対ダメと言うのが規則です。しかし飲みたい人が、飲んではダメだと我慢している人に、酒に誘ったり、酒をこそっと買って来て酒盛りをやるという事件がありました。酒の匂いをさせたり、酒の勢いで喧嘩を吹っ掛けるというトラブルも相次ぎました。

我々の利用者にはアルコールで人生を棒に振った人がたくさんいますから、どこを見てもアルコールの匂いのしない、飲めない、そういう居場所を作りたい。日本にもどこかそういう保護的な場所があってもいいんじゃないか。これは切実です。山谷は日雇い労働者の世界ですが、アルコール依存の世界でもあり、肝臓を壊して血を吐いて、のたうち回りながら命を落とした人があっちにもこっちにもいました。それから、いままで言う孤独死ですね。それがアルコール依存になっても酒を飲み続けた人の、行きつく先です。

居住利用者で、酒についてのミーティングをやります。皆に迷惑をかけるし体にも悪い、やっぱり酒は飲んじゃいけないな、とルールの再確認を行ないます。

このルールが仲間意識です。ルールを皆で支えていこうという仲間意識が芽生えます。

ただしルールは、仕方なく、破られます。

アルコールを飲んでしまった利用者は、言い訳をたくさん言います。誰れそれのせいでのんでしまった。人のせいにします。しかしルールがあるじゃないか。納得で決めたじゃないかといいますと「俺はもう、ここにはいられないかな」と反省をする。そしてゆっくりと自分が飲んできた経験を話し始める。どんな失敗をして、どんな周囲に迷惑を回りにかけてきたか、話し始める。他者の目から見た、自分を振り返る視線が、利用者自身のなかに出てきている。そのとき職員が寄り添っていく。仲間とともに。そしてそこで語られる体験世界を共有する。「やりとり」が始まります。

ひょっとして、こういう風にしたら、飲みたい気持ちを我慢できるかも、飲みたい気持ちが出ないかも、酒を止められるかもしれないと彼が言います。皆で協働しながら彼のさまざまな体験を踏まえた、生活環境の改善を行ないます。これが互助です。「あっ、言えばみんなで協力し合いながら変えられるんだ」と気づきます。うれしくなります。しかし繰り返します。それだけ仲間の互助が進みます。これが意志の育みです。

酒の反省が作りあげた仲間の世界。酒も捨てたものではない。ホントに、こうなるといい。

この生活での繰り返しの中で、食事や排せつなどの仲間同士の世話を、気軽にやるようになります。互助が定着します。昔の長屋の世界になればいいな、と思っています。

佐藤（幹夫）さんの本のなかに「意味の変容」という言葉がありますが、支援をつづけるうちに、支援者と利用者との間である支援・被支援という事柄の「意味」が変容していきます。同時に「酒の意味も変容」し、変容した意味世界が、利用者達と支援者との間で共有される。そういう「やりとり」になる。アルコールに関わるトラブルを解決しようとするときに、利用者がお互いの間で、あるいは職員との間で、こういう「意味」の共有、体験世界の共有がなされていく。そういう協働作業のなかで「ルールを守る」という意志がはぐくまれていくことが大事ではないか、と思っています。

この協働作業（互助）こそが、彼らを生きにくくした社会のルール・価値観を変える創造行為であり、ソーシャルイノベーションではないかと思っています。

「残るも地獄、去るも地獄」と関係の障害

多くの我々の利用者にとって一番の課題は、人間関係がうまくいかず、本当に生きにくい人生を送っておられることです。「関係性の障害」や生きにくさ（「関係の困難」）を抱えている人が多数です。関係の障害ってなんだろうかとずっと考えてきました。

今年の紅白歌合戦で、三輪明宏さんが「ヨイトマケの唄」を歌いました。この歌がテレビやラジオで流れることは、ほとんどありませんでした。「土方」が差別用語だから歌うことを禁じられていたというのですが、どこが差別なんだか私には分かりません。どこかの工事現場での歌だと思うのですが、ヨイトマケの子どもで（「よいとまけ」というのは滑車の先の荷物を、皆でもち上げるときの掛け声とか、そういう仕事をするニコヨン（日雇い労働者）のことですが）、その子どもが汚いので学校へ行くといじめられる。いじめられて泣きながらお母さんに慰めてもらおうと仕事場に行く、でもお母さんがヨイトマケの唄をうたいながら一生懸命働いているのを見た。自分も頑張らないといけない。そして最後が、自分は高校、大学と出て、今はエンジニアになった。お母ちゃんの歌のおかげで奮起して立派になった、そういう歌ですね。ところが、我々が支援する利用者は、残念ながら「立派」？になれなかった。立派になった自分を見てくれとは、天国のお母さんに、とうとう言うことができなかった。そういう方ばかりです。高度成長期には、働けば楽になる。働けば金持ちになれるし、家の一軒は持てる。そうやって働き続けてきたけど、金持ちにもなれず、家も家族も持つこともできなかった方ばかりです。そして社会のレールからはじかれてしまった。しかし、そんな社会であっても、生きていくためにはその外には出ることができない。しかし社会にいてもだんだん食えなくなる。残るも地獄、去るも地獄です。

そういう境遇に置かれると、どうしようもなく人間関係がうまくいかない。「関係性の障害」というメンタルな課題を抱えることになる。周囲の全部が不信だらけの世界になって、「勝手にすねる」という表現をしているのですが、関係性の

障害とは、そういうことを言うのではないか。「勝手にすねる」とは、つまり人の言うことには何でもかんでも反発する、約束は守らない、ルールは破る、自分を律するなど、ばかばかしい。そういうことになる。社会への強い不信が、そうさせるのではないか。

生きにくさを抱えて生きていくしかない！　さまざまな「精神（こころ）の病」を抱えて生きていくしかない！

自分で自分の人生の環境を変えることのできる条件をどうつくるか。互助による支援です。互助的世界を作ることではないですか？　自分自身の人生や生活環境、約束（ルール）を、一緒に暮らしている人と一緒に作り上げていく。

去るも地獄、残るも地獄のようなところで生きてきた人たちが、そういう人生や生活をちょっとでも変えよう。あらゆることを、誰かから決められてきた人生を、これからでもいいから、少しでもいいから自分で決めよう。

我々の利用者が、必ず最初に言う言葉があります。

「ここは、いつまでいられるの」

受動的に、自分のことを誰かから決められて生きてきた。

そんな人を、どうして福祉は受け入れてくれないのか。ある施設には「暴れる人お断り」と書いてある。どうしようもなく暴れてしまう不安とか恐れとかたくさん持っていて、だからこそ福祉が必要なのに、その人が福祉に拒まれている。

そういう人が我々の支援のなかで仲間や集団をつくり、互助的努力を通じて利用者の自律を作っていくことで、そしてこの自律こそが、社会での自立につながっていくのではないか？

我々が支援をしている方々は、自分自身や自分の生活を自分で変えるということをしてこなかった、あるいは出来なかった。そういうことができるとも考えなかった。それができるんだ、ということを少しでも感じていただければ、それが自律支援になる。そして自律できるということになれば、「ふるさとの会」からも卒業していただけるのだろうと思います。

時間ですので、これで終わります。どうもありがとうございました。

（「飢餓陣営39号」より）

Ⅲ　医療支援と生活支援

新しい支援論をつくろう

「かりいほ」の取り組み

石川恒

「かりいほ」について

石川です。

昨年の夏から足を痛めて歩けない状態が続き、気持ちが沈んだまま年を越しました。頭を動かそうとしても、頭も付いていきませんでした。年が明け、施設のなかの環境整備をしながら、足には負担がかかるのですが、なんとか頭を動かそうとしてきました。そんな言い訳を最初にして、話を始めさせていただきます。

まず、どんな人たちが「かりいほ」を利用しているか。そのあたりから話します。

「かりいほ」の利用者は、「様々な理由で家庭、地域の中に居場所をなくした人たち」です。そして利用者三十人の三分の二は他の事業所で対応できなかった人たちです。そのなかには、「矯正施設を退所した人たち」もいます。犯罪、暴力、人間関係のむずかしさ、社会のルールから外れたとか、事業所のルールから外れた、そういうさまざまな理由で最後の居場所として「かりいほ」を利用することになるわけです。

栃木県の大田原市に施設はありますが、栃木県、福島県、茨城県の県境に近いあたりの、標高四五〇メートルの山の中にあります。敷地は六万平方メートル。昭和五四年四月に、社会福祉法人紫野の会が入所更生施設として開設（東京都委託施設）し、三四年目になります。利用定員は三〇名で、先ほどのような方を受け入れて、もう一度「生き直し」をしようと、やってきたわけです。「かりいほ」という名前は「仮の庵」です。ずっと居るところではありませんよ、ということです。開設から一六〇人ほどの方が退所して、地域での生活に移っていきました。

簡単に言うと、最初は職員も一緒に住み込んで、共同生活をして、生活のやり直しをしましょう、そういうやりかたでした。いろんな理由で社会から外れてしまった人たちを、もう一度社会に戻っていくために支援をしていく、ということなのですが、当初は、施設での一日の流れが決まっていて、そのスケジュールをきちんとこなしていく。朝は時刻通りに起床する。ご飯は決められた時間にしっかりと食べる。昼はしっかりと働く。夜はぐっすり眠る。一日をそうやって過ごすことで、生活のやり直しをしましょう。それが基本的な考え方でした。

私は「枠の支援」という言い方をしていますが、そういうやり方をしてきました。そのなかで「かりいほ」から次の生活の場に移り、しっかりとやっておられる方もいます。しかしそうやって時間がたつにつれて、支援しきれない人たちがだんだん出てきました。その人たちは、いまの言葉で発達障害と言われる人たちだろうと思います。昭和五四年の開設時に「かりいほ」を利用していた多くの人たちは軽度の知的障害ということで、たぶん説明できる人たちだったと思いますが、時間がたつにつれて利用する人たちが変わっていった。新しい利用者に、発達障害と言われる人たちが増えていった。そういうことなのだろうと思っています。

その変わってきた人たちが、それまでの「枠の支援」の中では支援しきれない。施設の生活に適応を求める支援では無理がある。そういう状況が、だんだんはっきりしてきます。なかには年末年始の休みで自宅に帰り、それきり戻ってこない。あるいは家に戻っている間に事件を起こし、施設に戻るのであれば罪は問わないからということになったとき、「戻るのは嫌だ」と言って刑務所に入っていく。そういう人も出てきました。

当然こちらとしては、そういう人たちをどうすればいいかということになってきます。「かりいほ」は、その人たちにとってはどこにも居場所がなくてたどり着いた所ですから、「かりいほ」が居場所にならなければ、他にはどこにもないということになります。どういうふうにこの人たちを受け入れて支援していくか。

そのことをはっきり意識してやってきたわけではありませんが、振り返ると、そういう流れだった。その時々の状況のなかで、目の前にいる人たちをどうするか、という現実的な対応を迫られながらやってきたのだと思います。

四人の例から

そういう人たちを支援する中で、こちらは、ここまで色々な課題を突き付けられてきたわけです。それまでの「枠の支援」ではどうにもならない。その人を具体的に支援していくための方法を考えていかないとならない。そういうことを考えさせてくれた利用者の人たちが、何人かいました。

ここで四人の方の例を簡単に紹介しましょう。

Aさん、中度の知的障害を持つ方です。母親への暴力で、母親からのSOSで「かりいほ」に来ました。施設に来たけれど、食事に出てこない、職員の言うことはきかない、施設から出ていきます。そうでなければトイレに閉じこもってしまう。そういう状況が毎日続きます。

「かりいほ」が居場所にならなければいけないのに、しかし本人はそういう状態です。ドクターに相談に行ったら、「この状況であなたはいいと思っているのか。これからどうするか、いま、私の目の前で結論を出しなさい」と言われ、困ってしまったのですが、じっと考えた結果、自転車が好きな人だったので、そのことが頭に浮かびました。そして、次のことをドクターに伝えました。

「明日から彼を『かりいほ』の職員にします。一日『かりいほ』にいて仕事をすれば毎日給料を払います。千円出します。そのお金を積み立てて、自転車を買おう」。そう言ったのです。要するに、「かりいほ」を出て行かなければ、その日の夕方にお金を出す、そういう仕組みを考えたのです。

本人も「やってみる」というのです。翌日、昼間の仕事の道具を買ってきて、郵便局にいって本人の通帳を作り、給料袋を作り、出勤簿を作りました。朝、彼が印鑑を押し、施設を出ていかなければ、夕方には給料袋にお金を入れて渡す。そういうことをしました。お金がたまります。本人はそれで自転車を買いました。そのやり方に乗ってくれたわけですが、結局、三台買いました（笑）。母親にたいして暴力があったのですが、それもなくなり、いまは、家に帰って暮らしています。家でも自転車を何台か買いました。

このケースで学んだのは、こちらでいくらこうしなさいと言っても、本人がやってみよう、やれるかな、という気持ちがなければ、何も始まらないということです。それが作れれば、食事もとらないで閉じこもっていた状態から、ちょっとずつ出てきて、食事もし、仕事をするようになる。彼は、毎日木を切っていました。材料を全部用意し、仕事ができる場所を作り、そうやって本人の納得できる状況を作ることができれば、こんなふうに変わるんだということを学んだ例です。

Bさん。女性です。虐待の中で成長してきた人で、施設のなかでもちょっとしたことで大暴れして物を壊すということが、毎日のように続きます。激しくそういう状況になるので、職員が三、四人で抱えるようにして抑えないと、どうにもならないわけです。そうやって三〇分、一時間くらいすると、すっと気持ちが引いて行くのですが、最後は私の役割だと思って関わっていましたので、「もう大丈夫です」という言葉が出てくるまで、私が抱え込んでいました。

落ちつくと、そこから自己嫌悪が始まります。時には、「かりいほ」にはもういられないということになってきます。私は、車に乗せて食事に行くことを繰り返してきました。帰ってくると、ありがとうございましたと言って、自分の部屋に戻っていく。そういう関わり方を、Bさんにはしてきました。

他の人から見ると、暴れて物を壊す人が、施設長に車に乗せてもらって、食事をして帰ってくるわけですが、でも、みんな何も言わないで見ていてくれました。他の人たちも待っていてくれて、帰ってくると受け入れてくれたのです。他の人たちも、自分も暴れればおいしいものを食べに連れて行ってもらえる、そうなるかな、と職員も私も思っていましたが、そうはなりませんでした。

Cさん。男性で、イケメンです。ホストなんかも体験しています。でも、お客さんが来ても話が出来ない。それでホストを辞めました。親御さんとの関係がかなりこじれていて、お互いに包丁を持ち出して、殺してやる、というところまでエスカレートしていました。本人の望みもあっていろいろなところで実習を設定し、本人は出かけていくわけですが、一緒に働いている人が気になって、いろいろなことを考えて行けなくなってしまう。そういうことを繰り返していました。次第に引きこもりになってしまい、自分の部屋からは出ない状況になってしまいました。

そういう中で二年ほど「かりいほ」にいたのですが、本人から、もうここにいるのは無理だから出してほしい、と言ってきました。「出ていく」ではなく「出してほしい」という言い方でした。私も、もう限界かなと思い、三日後に福祉事務所で会おうと約束をし、お金を持たせて帰しました。約束通り、福祉事務所に来てくれましたので、どうしていたと訊くと、都内のある組の事務所の世話になっていた、お金を積まれてうちの組に入れと言われたので、もうそこには行けない、今日から寝るところがないから、探してもらえないかと言います。仕事も探したいと。

都内の福祉の事業所に頼みこんで、一週間、夜寝る場所だけ提供してもらえないか、とお願いしました。その間、彼は職業安定所に行って自分で仕事を探し、就職しました。それからもいろいろなことがあり、すぐに同棲しはじめたり、養子になって家に入ったり、そして最後にはどうなったかというと、家庭をもち、子どもができて、働いています。そのあと会社が潰れ、どうしても仕事がみつからない、家族もいるし、何とかしてくれないかということで、相談の電話が入りました。

会いに行くと、その時の彼の表情が施設にいたときとまったく違っていて、柔らかな表情でした。それで支援してくれるところを探してきましたが、そういうことがあった人です。

次は、「何度も自分の居場所を探して外出し、最後にかりいほを選んだDさん」です。三〇年間、いろいろなことをやって、何回も刑務所を出たり入ったりしているひとです。定着支援センターができる前に、受けてもらえないかという話があり、引き受けることにしました。その間、福祉にはまったくかかわりませんでした。

かかわりが始まって、「かりいほ」での生活が始まるわけですが、半年は「かりいほ」の生活を受け入れ、八時に寝て、六時半に起きる。昼はしっかりと働くという、刑務所での生活と同じような生活をしていました。

半年たったところで、話があるということになりました。聞くと、ここでの生活は自分には向かない、外で暮らしたいと言います。刑務所にいたときに世話になった人がいるから、その人の世話になりたい、と言うのです。私は止めたのですが、どうしてもここにはいたくないと言います。本人を車に乗せて世話になった人が住む街に行き、教えられた電話番号を探しましたがみつかりません。そういう状況になっても、彼は、一度出ると決めたから、出ると言います。私は、本音を言うと出てほしくなかったのですが、どうしようもありませんでした。出るときに私の名刺を渡し、困ったことがあったらここに電話をして、と伝えておきました。

次の日、生まれ育った県の保護観察所に行き、「かりいほ」を出されたと言う話をして、出されたわけではなく自分で出たのですが、そこでお金をもらい、またいなくなりました。三、四日経って、電話がかかってきました。お金がなくなったから、一度戻りたいといいます。戻ってきて、お金を受け取りまた出て行きました。そんなことを何度か繰り返していました。ある時は骨折をして帰ってきました。殴り合いになって逃げてきた、と言っていました。

すると最後に、自分はまだ社会に出るのは無理だと分かった、ここで生活したいが、いいか、と言います。また朝早く起きて、夜しっかり寝て、昼は働くという生活になりました。それしか知らないのです。行ったことがない所はたくさんあるし、楽しいことを知らない。三〇年そうして生きてきました。いろいろ考え、何度も出ていき、最後に「かりいほ」の生活を選びました。

「かりいほ」の支援のたどり着いたところ

開設当初の「枠の支援」という考え方でいけば、いま取り上げたケースのような支援はしなかったと思います。一人一人のこうした状況の中で、いろいろなことを考えながら支援していくなかで、それぞれに応じ対応や支援が必要だと考えてやってきました。そして施設全体の生活の形も、だんだん変化していくのです。これまでの枠を壊し、取り払っていく。それをしなければ支援できないわけです。

Dさんが出て行って、最後にどうなるかは分からないわけでしたが、つながりだけは切らない。それしかありませんでした。そのなかで最後には「かりいほ」で生活することを、彼は選んでくれたわけです。

こういうことができるということを、私も含め、支援する側が一つ一つ確認できたのです。つまりこれまでの枠を超えたとき、どう支援を変えていけばいいか、具体的に出てくるようになりました。一番教えられたことは、ご本人が「かりいほ」にいるということを選ばなければ、何も始まらないということでした。出ていくことが日常化していれば、支援はできるわけがない。

「かりいほ」にいることを選ぶ。本人が納得して自分で決めて、「かりいほ」を選ぶ。そういう支援が必要になったわけです。それが個別の支援でしたし、それが必要だった。そのことがだんだん分かってきた。私は「枠の支援から関係性の支援へ」と言っていますが、そう変わっていくわけです。

それではいま、「かりいほ」はどういうところにたどりついているのか。

これまでの「枠の支援」の考え方は、こうした問題を起こしている人たちに対し、問題を起こさないようにしよう、そういう人にしよう、そんな考え方が強くありました。そうではなく、本人たちが抱えている状況があり、一人一人違う状況が社会や環境とうまくつながらない、ということになっているわけです。まず、そのことをこちらがよく理解することが、大きなことでした。

これまで枠組みの中で考えていた支援は、そういう状況を抱えている人を訓練や指導で変えていって、うまくつながれるようにしていこうという発想だった。そうではなく、生きにくさを理解して支援する、うまく社会とつながっていくための手助けをすればいい。職員の立場がそういうところに代わって行きました。ここが一番大きな考え方の変化でした。

この人は「問題行動の多い人だ」とか、「犯罪をおかした人だ」とか、そういう見方を変え、「生きにくさを抱えた人」、「福祉の支援の必要な人だ」とか、そういう見方をするようになりました。その人たちを社会とつなぐのが、自分たちの仕事なわけです。「枠の中」に適応を求めるのではなく、本人の思いを聞く、寄り添う、そういうなかで関係性の支援を作っていこう。そう考えるようになってきたわけです。

そして一番大事なことは、本人の「納得」だと思っています。丁寧に関わっていくなかで、本人と支援者との関係性のなかで、「納得」を、一つ一つ積み上げていく努力が大事なことだろう。そのことを少しずつ利用者の人たちに教えられてきたのが、「かりいほ」のたどり着いたところです。

「新しい支援論――関係性の支援」

「新しい支援論―関係性の支援」ということで、三つのことを取り上げてみます。

まず、本人の生きにくさをしっかり理解することです。知的障害の人たちから発達障害の人たちが増えていくなかで、それまでのやり方では支援しきれなくなってきたと言いましたが、それがどういうことかというと、一人一人がどんな状況でうまく社会とつながることができなくなっているのか、そのことを理解するのがすごく難しくなっている。私たちがそのことを分るまでに時間がかかったわけです。

本人と丁寧に付き合っていく中で、外から見た「こういう人なのかな」というこちらの受け取り方や印象と、本人が抱えている「生きにくさ」との間に、とても大きなギャップがある、ということがだんだん分かってきた。こちらが勝手に思い描いていたその人の像ではなく、きちんと本人の生きにくさを理解するところからしか支援は始まらない。本当の問題は「問題行動」にあったのではなく、本人が困っている状況そのものだったわけです。

そういうことをきちんと理解するところから始める。「かりいほ」での生活の始まりは本人にしてみれば不安の塊で、自分に対しても否定的です。そのことをどこまでこちらが理解するか。その努力をつづけながら、毎日の生活が続いていくわけです。本人も、自分はこういうところがうまくいかない、ということを再確認しながら、本人と支援する側とが一緒になって考え、生活をしていく。そのことを「生き直し」と私は言っていますが、それが「かりいほ」での生活になっていくわけです。

実際の場面では、本当に色々なことが起きてきます。そのなかで関係性を作っていくことになるわけですが、だんだん、本人が安心感をもっていく。自分に対して肯定的になっていく。「晴れ舞台の創造」という言葉で呼んでいますが、本人が生き生きと生活をしていくことができる、そういう場所を作っていくことが、私たちの仕事になっていく。

「かりいほ」を出た後の生活という問題にもつながりますが、現実にはなかなか難しい問題です。それは、本人と支援する側の協働作業です。それまで事業所という一つの枠で考え、そこにどうやって適応してもらうかと考えていた支援から、一人一人の利用者を中心に、その人がどういう支援が必要かということを具体的に創っていく。そう変わってきたわけです。

具体的には、たとえば自分の住居の問題（一人で別棟で暮らしている利用者の人もいます）、安心していられる住居があるかどうか。本人が決められる幅のある生活の時間であるかどうか。昼はどういう活動をするか。本人に応じた活動を多様ななかから選択してもらうのですが、「生産活動。消費活動。創造的な活動。何もしないという選択」とレジュメに書いているように、そういう日中活動が用意されているかどうか。あるいはいろいろな社会資源の利用や良好な人間関係をどう維持するか。

そういうことを考えながら、利用者一人一人に必要な支援を創ろう、というところに来たわけです。開設のときは四人部屋でしたが、それではもうやっていけません。個室化が必要であれば、個室を作らざるを得ないし、そのためには建物をつくりかえる。生活の時間も、三〇人全員がバラバラだと施設の生活自体が成り立たなくなるのですが、できるだけ、食事の時間に幅をもたせるとか、食べる場所も、一緒に食べるのが苦手であれば一人で別の場所で食べるとか、一人一人と話をして、どういうかたちがいいのか、本人に納得してもらいながら一緒に決めていく。

日中活動も、山の中の作業を中心にやってきたわけですが、そういう生産的な活動にかかわれない人もいます。そういう人は、たとえば絵を描くといったような創造的な活動をしてもらう。しかし、そこにも入ることができない人たちがいる。じゃあどうしようか。生産活動で社会にかかわれないのであれば、消費活動で社会にかかわればいいじゃないか。自分の年金を使って社会とかかわっていく。私はそれも生活の一つの形だと思うのです。社会資源の利用についても、施設の周りのいろいろな公的社会資源だけではなく、個人でやっているものも含め、いろいろな方とのつながりを作り、そこも利用できるようにしていく。いままでは、それがだんだん広がってきました。そういうことを一人一人に具体的に示していく。全員が一緒でなければいけないと考えていたものを、個別的な支援に変えていったのです。

具体的にどう支援したか

利用者の人たちへの具体的な支援について、簡単に紹介します。

「感覚過敏があり衝動的に暴力をふるうEさんへの支援」

他の利用者がトラブルを起こしていたり騒がしかったりすると、そこに介入し、殴り始めるという特性があります。それも中途半端な殴り方ではありません。根っこは皆さん、本当にまじめですから、この人も、働かないとだめだと思っています。でも昼間出てきて一緒に仕事をすれば、そこで暴力を振るうということになってしまう。そこで私は、この人に、あなたは仕事をしなくてもいいと言いました。それは暴力を振るう機会を減らす一つの方法でしかないのですが、じゃあ彼はどうするのか。彼は何もしないことを望んではいないわけです。

そこで、彼はサッカーが好きだったので、月に二回、Jリーグの応援に行くことを彼の仕事にしました。試合がないときには他のものを探して応援に行くのですが、行って、一番前で旗を振って帰って来る。帰るとくたくたになっています。そういう生活をしてきました。それで衝動性がなくなるかというと、そんな簡単な話ではないわけです。こちらも彼の衝動性をなくすために支援しているわけではありません。どういう状況にあっても、生活をしていくことができるような支援をすればいい。そう考えたのです。

でも、春や夏、暮には、彼は家に帰りたいわけです。ところが帰ると、親に対しても同じ状況になってしまう。両親も不安があります。そこでどうしたかというと、職員が付き添って家に帰ることにしました。いまも職員が一人付き添って家に帰っていますが、職員はビジネスホテルに泊り、いつでも駆けつけられるように待機しています。そういうかたちで帰宅し始めて三回目ですが、二回目までは何事もなく家で過ごし、帰ってくることができました。

大事なことは何かと言えば、職員が一緒に行くことで暴力を振るうことなく「かりいほ」に戻ってくることができる、というそのことです。これまで暴力をふるってしまうことで彼は色々なところから居場所を失くしていきましたが、職員が関わりながらそうやって過ごすことができれば、家での生活も何とか可能になる、という現実があるわけです。できるという事実があることが、とても大事なことだと思っています。

「就職しても長続きせず、居場所をなくしたFさんへの支援」

二七歳になってから療育手帳を取った方です。専門学校を出て就職をしたのですが、はっきり言ってしまえば仕事を覚えるのが苦手です。体もぼろぼろになってしまったのですが、家を出て路上生活をしていた時期もありました。その間に悪いグループに取り込まれて、使いっぱしりをやっていくつか事件を起こす、そういう生活をしてきた人です。

「かりいほ」に来てからも時々大声を出し、殴りかかっていくことが何度もありました。私たちも彼のそういう状況をなかなか理解できなかったのですが、彼に対しては、「かりいほ」のなかでなにをするというよりも、外の事業所で、彼の状況を理解してもらいながら仕事をする。それをつづけてきました。彼も自分なりに努力し、仕事をつづけるためにノートをつけたりしてきました。大きな声を出したり、人に殴りかかったりすることは、最近はほとんどなくなりました。

何とかここまでやってきたのですが、通っていた事業所の職員が入れ替わってしまい、彼がこれまで何とか仕事を続けてこれた関係性がなくなってしまいました。「障害者が分かっていない、殴りたかったけど、俺は我慢した」と彼は言います。何とか三年間続けていた仕事が、職員が交代になったことでなくなってしまいました。それが現状です。

この方の状況からも分かるのですが、本人が本当に力をつけて、それでやっていけるかというと、私は違うだろうと考えているのです。きちんと理解してくれる人たちが周りにいて彼を支えてくれないと、続けるということは厳しいだろうと思います。外で仕事をするという状況はなくなってしまいましたので、いまは「かりいほ」のなかで仕事をしていますが、でも外に出たときにどうするか。どういう働くための環境を作っていけるか。こちらの宿題です。

「衝動性が強く、犯罪、暴力を繰り返したGさんへの支援」

傷害事件を起こした人です。衝動性が強く、ちょっとしたことで怒って暴れ、「ぶっ殺してやる」と大声を出す。外に出て行っては万引きを繰り返す。そういうことをやっていました。二年間、何とか「かりいほ」でやってきましたが、本人がこんなところには居たくないと言って出て行きました。

結果的にどうなったかと言いますと、小さい時に両親が離婚して母親のもとで育ったのですが、小さい頃に別れた父親が出てきてくれて、これからは俺が面倒を見ていく、そう言ってくれました。それが彼にとっての転機でした。そこから想像もつかないような変わり方をしました。それから一回も暴れないのです。だんだん落ち着いてきて、人の話をきちんと聞くようになりました。まったく予想していませんでした。

仕事が全然できない人でしたが、剣道をやってきたというので、斧で薪を割ることは何とかできるように、と思い、「かりいほ」のストーブの薪を一年分作るのを彼の仕事にしました。いまは薪割りの機械を使っていますが、それが彼の生活の主要部分を占めています。

「人とかかわることが苦手で暴力、入院を繰り返したHさんへの支援」

この人も虐待のなかで育ってきた女性です。「かりいほ」で二〇数年生活をしています。世界の中心が自分で、自分はいい人で、周りはみんな悪い人。他の人のなかに入っていくと必ず喧嘩になる。一年の三分の二は精神科病院、三分の一は施設での生活。そうやってやってきて、何とか精神科の入院をしないで、施設にいられるようにならないかということで、彼女のために家を建てました。

それまで四人部屋で、他の人とのかかわりが必ずあるような状況でした。一人でいられる環境が必要だろう。そう考えました。逃げ込み場所になるわけですが、それからは一度も入院しないで、生活をしています。すると今度は、自分から出てきて、他の人と一緒に仕事をするようになりました。ダメだったら、自分で、ちょっと調子が悪いからと言って戻っていきます。そういうことを自分でやるようになりました。

彼女はある女性演歌歌手が大好きなものですから、京都にある記念館に、行きたいときに一人で行く、そういう目標を決めました。最初の何回かは職員が連れて行ったのですが、一人で行けるようになって、今は行きたいときに行って帰って来る。そういう生活を施設のなかで送っています。

おわりに

「枠の支援」から「関係性の支援」へ変わらざるを得なかった。そうしないと支援から落ちていく人たちには、退所してもらうしか方法はなかったわけです。何とかそういう人たちへも支援していこうということで、だんだん、支援の形が変わってきた。それまで三〇人が同じ生活をするという形から、施設のなかで一人一人違う生活がある、という形になりました。

考えてみれば、それは当たり前の姿なのですね。これまで、本人たちの思いにこたえることをしてこなかった。本人たちの生きにくさを含めて、そういう支援がなかった状況で、居場所を失っていった。そういうことが続いてきたんだろうと思うのです。それを取り戻すためには「枠」ではなく、「関係」のなかで自分の思いが実現していかないといけない。だれでもそうですが、一日中、言われたことだけをやっていればそれでいいかと言えば、そんなことはないわけです。

自分がこうしたいということができる。それが一番、安定できることです。でも、それができる、ということだけではだめです。自分の思いがあり、自分がこうできたということを、周りの人たちがよかったよかった、と認めてくれる。そういう存在が周りにいるということも不可欠なことだろう。そう思います。

迷惑をかけないように生きていればいいという話ではなく、自分のことを認めてくれる、承認してくれる関係性がきちんとある。支援のなかにそれが含まれていないとだめだろう。私はそう考えています。

最後になりますが、「かりいほ」のなかだけで「晴れ舞台」を創っていくには限界があります。こういう人たちが外で暮らしていくためには、理解してくれる人たちが不可欠です。生き生きと働くことのできるそういう場所づくりをきちんとやっていかないといけない、それがこれからの課題です。

課題でもあり、私の「夢」ということでもあるのですが、そうした場所づくりができたら、「かりいほ」のほうは、のんびりと時間が過ぎていく場所にしたいということです。いまは情報や刺激があふれ、すぐに結論を出さなければならない社会だったり、うまく人とかかわることを求められる社会だったりするわけですが、それとは違う場所にしたいということです。ここにいれば自分らしく安心して居られる、そういう場所にしたいと考えています。

これで終わりにします。

（「飢餓陣営」39号より）

【編集後記】

「飢餓陣営せれくしょん」をお送りします。

本書所収の「私が『中井久夫』を特集した理由」にも記していますが、「飢餓陣営」は一九八七年に創刊され、以後、一〇カ月に一冊ほどのゆったりとしたペースで刊行されてきた個人編集誌です。哲学とか精神医学とか、時には詩論とか、オカタイものが好きで、しかも少部数。そして企画から営業までまったくの個人商店です。現在もそのスタイルを維持しながら、二七年かけて、やっと四〇号までたどりついたという、そんな手作り雑誌です。

ここまで電子ブック隆盛の時代となり、紙メディアがすっかり押されつつある昨今、超アナクロなスタイルを採り続けてきて来たのですが、これは〝こだわり〟などといった上等なものではなく、手作り雑誌が好きだ、という単純な理由です。雑誌という形、手触り、質感に何とも言えない安心感を覚えますし、企画・編集が、ほかにもまして楽しい。そして優れた執筆者の方々との、刺激的な交流（交通）。それが、ここまで手放さずに来た最大の理由だろうと思います。

そしてこの「せれくしょん」は、「飢餓陣営」のこれまでの特集企画を再編集・再構成しながら、新企画と組み合わせることで思いがけない効果を生み出せないか、という意図のもとに始められました。同時代のザワザワ感と、モノクロ映像を見るようなザラザラ感を、一冊の雑誌の中で抱え込むことはできないか。そんな目論見だと言ってもよいでしょうか。

歴史に名を刻んだ雑誌であれば「復刻版」という形でのリバイバルはありますし、資料価値も高いことでしょう。まさか自分の手で復刻版を、というわけにはいかないのはもちろんですが、これまでの記事を残したいという以上に、「雑誌」という発行形態に新しい可能性はないか。読み捨てられていくのが雑誌本来の在り方なのかもしれませんが、むしろ逆に、こんなやり方もあるのか、と思っていただけるような試みにしたい。

古い記事を引っ張り出してノスタルジーに浸るつもりは毛頭ありません。逆です。新しいものを創り出すために、古いものの中にヒントを求めていく。そう思い至った次第です。

もちろん、「飢餓陣営」本体のほうもまだまだ続けていきます。あいかわらずスローペースでしょうが、ある出来事が一時間後には世界中に発信されているというそんな時代だからこそ、半年に一度、などというペースでの発信にも意味があるだろうと期待して。

本体「飢餓陣営」については、ホームページ

http://www5e.biglobe.ne.jp/~k-kiga/

をどうぞご覧ください。定価、お申し込み方法など、詳しい記載があります。

というわけで、言視舎のバックアップで始まったこのシリーズ、どこまで続けられるかわかりませんが、しばらくご同行いただけるとありがたいことです。（幹）

【執筆者紹介】
（1）生年・出身地（2）職業
（3）主な著書・論文など

石川恒（いしかわひさし）
（1）一九五五年茨城県生れ（2）知的障害者施設『かりいほ』施設長（3）「『生きにくさ』をかかえた人たち」（「ノーマライゼーション」）。

伊藤研一（いとうけんいち）
（1）一九五四年・東京都生まれ（2）学習院大学心理学科教授（3）「遊戯療法」（共著・サイエンス社）、「心理臨床の海図」（編著・八千代出版）、「治療者にとってのフォーカシング」（共編著・至文堂）

内海新祐（うつみしんすけ）
（1）一九七三年神奈川県生れ（2）児童養護施設職員（3）『児童養護施設の心理臨床』（日本評論社）。

熊木徹夫（くまきてつお）
（1）一九六九年京都市生まれ（2）あいち熊木クリニック・精神科医師（3）『精神科のくすりを語ろう』（日本評論社）、『精神医になる～患者を〈わかる〉ということ』（中公新書）ほか。

栗田篤志（くりたあつし）
（1）一九七五年・新潟県生れ（2）精神科医師（3）「こころの本質に届く言葉」「肌理のある言葉、立ち上がる私」（ともに「飢餓陣営」）ほか。

後藤弘子（ごとうひろこ）
（1）一九五八年郡山市生まれ（2）千葉大学大学院教授（3）『犯罪被害者と少年法』（編著・明石書店）、『現代日本の少年院教育』（名古屋大学出版局・分担執筆）ほか。

小林隆児（こばやしりゅうじ）
（1）一九四九年米子市生まれ（2）精神科医・西南学院大学教授（3）『甘えとアタッチメント』（遠藤利彦との共編・遠見書房）。『「関係」からみる乳幼児期の自閉症スペクトラム』（ミネルヴァ書房）ほか。

滝川一廣（たきかわかずひろ）
（1）一九四七年名古屋市生れ（2）学習院大学教授（3）『「こころ」の本質とは何か』（ちくま新書）、『新しい思春期像と精神医療』（金剛出版）、『学校へ行く意味・休む意味』（日本図書センター）ほか。

西研（にしけん）
（1）一九五七年鹿児島生まれ（2）東京医科大学教授・哲学（3）『哲学的思考』（ちくま学芸文庫）、『完全解読ヘーゲル『精神現象学』』（竹田青嗣氏との共著。講談社選書メチエ）ほか。

浜田寿美男（はまだすみお）
（1）一九四七年香川県生れ（2）奈良女子大学名誉教授・立命館大学特別招聘教授（3）『自白の心理学』（岩波新書）、『「私」とは何か』（講談社選書）ほか。

水田恵（みずためぐむ）
（1）一九四七年兵庫県生れ（2）更生保護法人同歩会理事長（3）『NPO基礎講座3』（共著・ぎょうせい）

山本譲司（やまもとじょうじ）
（1）一九六二年札幌市生れ（2）作家（3）『獄窓記』『累犯障害者』（ともに新潮文庫）、『覚醒』『螺旋階段』（ともにポプラ社）ほか。

【編者】

佐藤幹夫（さとうみきお）
（1）一九五三年秋田県生れ（2）著作家（3）『「自閉症裁判」』（朝日文庫）、『知的障害と裁き』（岩波書店）。『ルポ高齢者ケア』（ちくま新書）ほか。

編集協力………田中はるか
DTP 組版………勝澤節子

雑誌「飢餓陣営」についてのお問い合わせ、お申込みは編集工房
飢餓陣営まで。〒 273-0105　鎌ヶ谷市鎌ヶ谷 8-2-14-102
URL http://www.5e.biglobe.re.np/~k-kiga/

飢餓陣営せれくしょん1
木村敏と中井久夫

発行日❖2014 年 9 月 30 日　初版第 1 刷

編者
飢餓陣営・佐藤幹夫

発行者
杉山尚次

発行所
株式会社言視舎
東京都千代田区富士見 2-2-2　〒 102-0071
電話 03-3234-5997　FAX 03-3234-5957
http://www.s-pn.jp/

装丁
菊地信義

印刷・製本
中央精版印刷㈱

ISBN978-4-905369-98-1 C0311